關懷倫理與對話療癒
醫護人文學的哲學探究

林遠澤◎著

五南圖書出版股份有限公司

作者序

　　本書收錄了我在醫護人文學領域內所寫的九篇論文。最早的一篇發表於2000年，那年有一家基因科技公司，打算為基因圖譜的研究申請專利。人類生命的奧祕是否能被研究者當成個人財產，這不只是法律問題，更是人類生命的神聖性與人格尊嚴會不會遭到侵犯的道德問題。在生物科技產業的龐大利益壓力下，歐洲知識份子普遍為「以人為本」的人文主義前景感到悲觀。那一年，我還在德國讀書，心有戚戚焉，就寫了〈人類花園的規則或查拉圖斯特拉的計劃〉這一篇不太正式的小文章。2003年我返國任教後，才再針對當時德國哲學家哈伯瑪斯（Jürgen Habermas）對這個議題所做的回應，寫出〈復原與可同意性－哈伯瑪斯論優生學政策自由化的道德界限〉這一篇論證既繁複，論點又不太被台灣學界接受的論文。在台灣學界，一篇論文（特別是討論實踐相關議題的論文）的學術價值，經常是以一般人能不能讀懂做為衡量的標準，就此而言，我在這一方面的研究，起初相當不成功。

　　此後，在我任教南華大學哲學系與中央大學哲學研究所期間，因教學的需求，經常開設「生命倫理學」與「應用倫理學」的課程。特別是在南華大學那幾年，我在哲學研究所與生死學研究所的許多學生，都是具有醫護背景的在職生，他們對於在醫學與護理的實踐場域中所遭遇到的倫理學問題，都有非常切身的感受。南華大學在嘉南平原的一大片鳳梨田中，下課後老師與學生都不急著走，我跟學生就從下午上課一直討論到夕陽西下以後。在這些傾聽他們工作心聲的談話過程中，我大致能夠體會到，當前醫

療與醫護教育體系所面臨的瓶頸與困境。當時我在一方面，首度嘗試把應用倫理學的決疑論方法，引介到國內仍以原則主義為主的生命醫學討論中，以使醫學的道德決策能在臨床情境中得到落實。在另一方面，我則依據女性主義關懷倫理學家，主張關懷倫理應優先於正義倫理的洞見，提出應以關懷倫理做為有獨立意義的護理倫理學的基礎。〈決疑論與實踐討論〉、〈論醫護人文教育的關懷倫理學基礎〉、〈生命的終極關懷能否超越正義的觀點〉這幾篇論文，就是在這樣的背景下寫出來的。

在發表這些論文後，我開始有機會到全台各地的醫療機構、醫學大學與護理學院去發表演講。在台北醫學大學、國軍台中總醫院、陽明醫學大學、苗栗大千醫院、中國醫藥大學、仁德醫專、元培科技大學、弘光科技大學、高雄義大醫院、屏東東港醫院、中山醫學大學、輔英科技大學、美和科技大學、高雄市立聯合醫院、慈濟大學、台北健康護理大學、長庚大學、台北榮民總醫院、慈濟技術學院等單位的演講中，我不斷從聽者的發問中，感受到有些問題有必要再說得詳細與清楚一點。很幸運的，在中研院民族所余安邦教授、陽明大學護理學院蔣欣欣教授與許樹珍教授，陸續向我邀稿的鼓勵與催促之下，我又得以把我對於溝通行動理論的研究，應用在心理治療、精神衛生護理與護病關係的討論中。〈心理治療的詮釋學轉向〉、〈療癒性的交談〉與〈精神衛生護理的對話理論基礎〉這幾篇論文，就是發表在他們主編的專書與期刊中。後面這兩篇論文，由於要適應護理類期刊嚴格的字數限制，因而在發表時，篇幅都刪除了一半以上。現在，在這本書中，它們終於有足夠的空間，不必比照自然科學對於論文數據精簡的要求，而得以恢復人文科學娓娓道來的論文原貌。

〈回復自我的共同關懷〉這篇論文發表於2013年，在寫作這些論文所包含的時間跨度中，將近十五年的時間倏忽已過。無論這本

書所收錄的論文是在多麼偶然的機遇中各自成形的，但構成這些研究的中心線索——對生命的人文關懷，卻從不曾在我的視野中消散過。人文關懷的線索，貫串各篇論文，構成本書自成一格的理路。它也使我在這麼多年的光陰中，即使心有餘而力不足，但終於也能慢慢放下複雜的理論並不一定能被理解的傲慢，重新去體會，如果哲學論文不能讓那些真正關心生命的人，既能讀懂又覺得受用，那麼哲學的研究終究還是沒有價值的道理。

　　本書最應該感謝的，還是那些引領我走向這些研究領域的學生與聽眾。沒有他們，完全沒有醫護背景的我，不可能涉足醫護人文學的研究。我也非常感謝邀請我去演講的醫療機構與學術單位，若沒有他們熱情的邀約，那麼總是不忍見人們受老病折磨的我，大概終生能敬醫院多遠之，就多遠之。透過他們的邀請，我才有機會與在第一線工作的醫護人員，以及在學校進行醫護教學工作的老師們，直接交換研究的心得。這本書無疑應該獻給他們，他們都是這本書的共同作者，而我最多只是把他們奉獻於醫療照顧工作的心意寫出來而已。

林遠澤

2015年初 序於土城承天禪寺下

目錄

IV 生命醫學倫理

導　論

一、醫護人文芻議

　　人文主義主張以人爲本，在醫療體系中，實現「以病人爲中心」的醫護人文學理念，無疑是在醫療照護的實踐活動中，尊重並維護病人的尊嚴與福祉、追求優良醫療品質的關鍵性理念。醫護人文做爲在醫療體系中應被實踐的要求，以及在醫護教育中應加以培養的信念，常因人文理念之概括而抽象的性質，而使得醫護人文的訴求，經常成爲徒托空言的理想，其可供實踐遵循的準繩，與是否得以具體落實的判準，要不是無跡可循，就是根本付諸闕如。本書則嘗試依據在當代哲學中的「關懷倫理學」與「溝通行動理論」，提出「關懷倫理」與「對話療癒」這兩個基本理念，來做爲醫護人文學之行動實踐的指導原則。對於這兩個相互補充的理念，我並將分別從「醫學的臨床道德推理」、「護理的關懷倫理」、「精神病學倫理」與「生命醫學倫理」等四個向度，來考察這兩個理念是否足以做爲建構未來完整的醫護人文學的哲學基礎。

　　不論是醫學或護理，它們做爲以科學實證爲基礎的專業學科，其科學的嚴謹性無庸置疑。但在所有的科學研究中，醫學與護理卻也是與人文科學最爲接近的自然科學。因爲他所治療與照護的對象，正是我們每一個「人」。他要面對的，不僅是身體機能失常的生物客體，同時也是一位能體驗到自己的感受，對其生死存亡的利害關係，極度關切的存在主體。醫護人文學的理念，因而不是對療癒工作的額外要求，而是它本身就是醫療活動所必須實現的內在目的。我們甚至可以說，醫學與護理就其本質而言，就是一種人文學，而不只是一種基於生物醫學的自然科學。醫學人文是所有從事醫護工作者所應實現的理念，這種觀點既在「世界衛生組織」的章程中有所呈現，也在〈希波克拉底誓詞〉（Hippocratic Oath）中，被每一位醫療工作者所宣示

過。

　　醫師與護理師所從事的醫療工作，在於患病的療癒。或簡單地說，醫療的目的，即在於健康的恢復。但問題是，何謂健康？「世界衛生組織」將「健康」定義為：「健康是身體、心理及社會的完全良好狀態，而不僅是沒有疾病或者沒有身體虛弱而已」（Health is a state of complete physical, mental and social well-being and not merely the absence of disease or infirmity）。相對於過去醫學僅專注於對身體「疾病」（disease）的治療，「世界衛生組織」在此更強調，必須能同時療癒那些屬於心理層次之主觀體驗的「病痛」（illness），與消除那些原屬於社會文化的型塑，卻強加於個人的「患病」（sickness）之認定，以達到個人完全良好的狀態（well-being）。從生理性疾病的治療，擴大到對個人心理與社會存在之良好狀態的重視，這表示醫學與護理都不只是基於生物醫學的自然科學，而是必須具備能同情地體驗他人感受，與正確地維護病人應享有同等權利與福祉的人文能力。由此可見，「世界衛生組織」對於「健康」的定義，實已充分包含了對於醫護人文學理念的肯定。

　　〈希波克拉底誓詞〉同樣也包含了醫護人文學的理念，它要求一個從事醫療工作的人，能宣誓他將致力於：「基於我的能力和判斷，病人的利益，我必優先考慮。對病人有害的，都被禁絕，我將謹守此分際」。希波克拉底在此所強調的「能力」、「判斷」與維護「病人利益」的考慮，即表示出：我們一方面，必須透過自然科學的訓練，以培養治療疾病的能力；但在另一方面，我們也應透過問診的溝通技術，以培養能夠對症下藥的診斷能力，並在必要的時候，能運用道德推理的思考能力，以優先維護病人的利益。這非常相應於上述「世界衛生組織」，對於恢復病人健康，必須能達到病人之身體、心理與社會完全良好狀態的要求。並同時顯示出，醫學與護理都既是一門基於生物醫學的「科學」、也是一門基於人文的「技藝」與「倫理」。

　　醫學與護理既是廣義的自然科學也是人文科學，醫護人文學因而首先要求醫護人員在醫療照護活動中，必須具有視域轉換的能力。病人雖然是因身體機能失常而求醫，這時他的確需要醫學科學在疾病療癒方面的協助，但病人做爲對其病痛具有存在感受的主體，他也需要他人的關懷。對於以病人爲中心的醫護人文學理念而言，我們因而需要能從客觀的自然科學態度，轉向交互主體性的同情體驗與對話關懷。爲了能促成這種視域的轉換，使療癒的實踐活動，能從基於自然科學之主體對客體的操控，轉向以另一個他人主體（你）做爲對話關懷的互動對象，我們因而需要人文學的訓練。而在醫療領域中，這即涉及應從將病人視爲生物有機體，轉向視其爲體驗的主體；或從疾病做爲有機體的功能失常，轉向關注病人對於病痛的存在危機感；以能在對話溝通中，達成醫病與護病之間的交互主體性互動，而行動地實現以病人爲中心的醫護人文學理念。

　　本書因而建議，可在醫學與護理做爲一種判斷的「技藝」中，引入諸如「身體現象學」、「疾病詮釋學「與「溝通行動理論」等人文科學。並以「關懷倫理」與「對話療癒」，來說明醫學與護理做爲一種關懷他人的「倫理」，如何能夠實現尊重病人尊嚴、維護病人福祉的要求，從而使病人終能達到身體、心理及社會之良好存在的健康狀態。

二、醫護人文學的當前挑戰

　　醫護人文的訴求，凸顯以人為本的人文學，才應是醫護科學的基礎。這正如我國唐代名醫孫思邈在《千金要方・大醫精誠》中所說的：「凡大醫治病，必當安神定志，無欲無求，先發大慈惻隱之心，誓願普救含靈之苦。若有疾厄來求救者，不得問其貴賤貧富，長幼妍媸，怨親善友，華夷愚智，普同一等，皆如至親之想，亦不得瞻前顧後，自慮吉凶，護惜身命。見彼苦惱，若己有之，深心淒愴，勿避嶮巇、晝夜、寒暑、飢渴、疲勞，一心赴救，無作功夫形跡之心。如此可為蒼生大醫，反此則是含靈巨賊」。「大醫治病」必須「先發大慈惻隱之心」，這表示：整個醫療體系無非是因我們不忍他人受病痛之苦，而有不容自己地想去幫助他人解除痛苦的慈悲關懷，才會開始研究如何有效地緩解病人的痛苦，解除病人病痛的根源。然而這也顯示出，相對於後來經由不斷精進鑽研，而逐漸成熟的醫學技術而言，我們具有體驗他人感受的能力，以及始終能回復到我們不容自己地想關懷協助他人的人文理念，才是最終促成醫學技術之進步，與醫療體系能被建立起來的內在動力。

　　然而在醫學不斷進步之後，不但原先做為整個醫療體系發展之基礎的他人關懷，逐漸專業化成護理的照護工作，並在護理之遵醫囑的從屬性中，失落了關懷的主導性。而在醫學令人驚嘆的進步中，醫療體系更產生只重醫學科技的醫療技術化傾向。在高度精密的儀器檢驗下，數據的解讀取代了對於病人主訴的望聞問切，而醫療設備的昂貴，也使得醫療的市場規模必須納入醫院營運的主要考量。醫療的技術化因而導向醫療的市場化，而以病人為中心的考慮，則轉變成一種消費者至上的商業經營邏輯。醫療的科技化同時帶來醫學技術無所不能的神話，而更加複雜的醫學治療技術，也使得病人及其家屬，

無從參與病人的醫療決策，從而使得那些不能如願得到療癒的病患，更多地質疑是醫護人員的個人疏失，從而導致醫療糾紛的不斷增加。而相對的，這也使醫護人員在醫療照護中，更多地是必須考慮到病人所擁有的法律訴訟權利。在醫療技術主義化的過程中，病人不但更細緻地成為生物醫學的樣本，它衍生出以考慮病人的法律訴訟權利為主的防禦性醫療作為，以及以消費者至上的商業邏輯，來安排醫療服務的等級，這些做法都使「不得問其貴賤貧富……普同一等，皆如至親之想，亦不得瞻前顧後，自慮吉凶」的醫學人文理念，消逝的無影無蹤。

　　醫護人文學在當代所遭遇到的挑戰，更在於生命醫學的領域內。當疾病的治療，進步到試圖在基因治療的層次上，透過優生學的篩選與基因改造，例如像是「胚胎幹細胞研究」或「胚胎植入前的遺傳檢測」（PGD），來使得一個個體在未出生之前，他潛在的（遺傳）疾病就能得到排除，或其基因表現即能依父母（或國家）的意願而得到增強，那麼在這種無論是屬於消極或積極的優生學中，醫療的技術化即有可能徹底地透過基因科技，使人能從「命運決定的出生，轉變到最完美的誕生」。但這種對人之出生進行操控的醫學技術，卻可能會使人成為在特定期望下被製造出來的商品，從而物化了人的存在。而當我們有更好的維生儀器，一個大腦皮質受損的植物人或腦幹受損的病人，都還能維持呼吸與心跳，那麼我們必須如何判定一個人的死亡？這些都不僅涉及醫護品質好壞的問題，而是涉及到更深層的生死學之終極關懷的人文議題。

　　醫學的技術手段畢竟有一定的限度，在醫療無效或醫藥的手段會有侵犯人權疑慮之處，醫學人文學的重要性就又被凸顯出來了。像是癌末的安寧療護，醫學所能做的只是盡量緩解痛苦，在此臨終關懷中，如何透過對病人病痛的同情感受，而在照護中鼓舞其生命意志，就必須依賴對於醫學人文的理解與學習，才能為病患提供高品質的醫

療與照護。同樣的，在精神病患的治療中，依「精神疾病診斷準則手冊」（DSM）的判斷，對一個行為模式與我們不同的「病患」，施加以機構治療的處置，這種觀點不僅一再遭到反精神病學主義者的批判，在當前《精神衛生法》的社區治療的理念中，我們也大多改弦更張，主張我們需要的，不是把人關到精神病院裡面，而是要求應建立一個使溝通能夠合理化的生活世界。而這正顯示，醫護人文學的理念，應在更高的層次上，主導我們這個時代的醫療體系。而不是在醫療技術主義化的過程中，任憑醫療體系異化成宰制我們生活世界的系統牢籠。

三、醫護人文學的基本理念

　　為了能扭轉醫療技術主義化的偏差，而使醫療與照護能回復以病人為中心的人文主義理想，本書因而依據關懷倫理學與溝通行動理論的觀點，嘗試提供「關懷倫理」與「對話療癒」這兩個基本理念，做為醫護人文學的實踐基礎。關懷倫理學雖然主要是出自女性主義的觀點，她們反對西方主流的正義理論所強調的，道德只是一種介於自由平等的個人之間的權利／義務關係；而是認為，道德應是介於有能力關懷與需要被關懷者之間的關懷關係。關懷倫理強調對他人的關懷責任，而非自己的權利主張。這因而特別適用於護理做為一種關懷他人的專業倫理。但我們在此強調護理專業的關懷倫理，並不是為了將道德性別化，以合理化護理人員應在工作中盡量做出自我犧牲的不合理待遇。而是要透過重新肯定護理工作的關懷向度在醫療體系中所占有的重要地位，平衡過去在醫療體系中太過重視醫療所造成的技術化危機。

　　透過關懷倫理，我們也更能強調護理做為一種「技藝」與「倫理」，應著重於協助病人達到心理與社會之良好狀態的人文學理念。因為依「關懷」（care）做為一種「照顧」（take care of），「關心」（care about）與「關切」（caring）的不同涵義，我們可隨之界定出：護理既應是一門能滿足「需求之照顧」的「科學」，更應是能表現出「同情之關心」的技藝，與能達成「關懷關係之維持」的「倫理」。借助護理本身的人文理念，更能顯示出，醫護人文的本質即在於，能在「技術性的照顧關懷」之外，表現出我們對病人應有的「態度性的關心關懷」與「關係性的存在關懷」。可見，若我們從一開始，就能脫離護理倫理對於醫學倫理的從屬性，那麼當我們能確立，護理不僅是一種具體實踐的科學，它也是一門關心他人的技藝與建立

互動關係的倫理時，我們就同時能脫離在醫學倫理的原則主義中，道德推理經常只是醫師面對兩難情境的規則演繹問題，而真正轉向以病人在其具體情境中的存在感受與個人福祉，做為醫療照護實踐的主要關注對象。

　　同樣的，溝通行動理論雖然原本是一種批判的社會學理論，但它有兩項理論的特性——亦即反對對他人採取工具－策略性的操控，以及著力於批判（技術）系統對於人的宰制——而使它特別適用於醫學人文學的實踐導向與理念奠基。溝通行動理論的基本特色之一，即是要求人與人之間的互動關係，必須能從「以成功為導向的策略性行動」轉向「以意義理解為導向的溝通行動」，這特別適用於醫病與護病之交互主體性關係的闡釋。因為若醫護人文學的基本理念，就是要達成「以病人為中心」之「以人為本」的人文理念，那麼介於醫護與病患之間的關係，就不能是主體對客體的操縱性關係，而必須是主體與主體之間的溝通互動關係。而這在溝通行動理論中，即是主張我們在療癒的對話過程中，所有醫療實踐的決定都應在病患同意的條件下才能進行。但這並不是狹義地局限於簽署同意書的法律程序，而是應在醫病的對話過程中，透過為病人解釋這些醫療建議的真理性、正確性與真誠性的理據何在，而使病人在理解這些理據，並能認同這些作法的前提下，共同參與了醫療的過程，從而表達出他真正的自主性。

　　溝通行動理論在醫療實踐中做為一種對話的療癒，不只是一種人文理念，而是它本身就是一種人文的療癒。這特別表現在精神分析的心理治療與精神衛生護理的社區治療活動中。佛洛依德所開創的精神分析，原即是一種透過醫病對話，而使病患能重構其有意義之生活世界的治療方式。而在精神衛生護理中，社區治療的理念也在於，不能僅因我們對他人行為方式「不正常」的認定，就認為我們有權利能對「病人」採取強迫性的機構治療。而是應使病人能在社區的人際互動中，透過敘事性的自我生活史重構，重新回復到他完整而不分裂的自

我。這些已經行之有效的醫療實踐，顯示若是要使精神疾病的患者，能恢復他的心理與社會的良好狀態，那麼建構一個溝通合理化的生活世界脈絡，就遠比藥物的控制更形重要。而對於透過基因科技，對未出生者的基因篩選或增強，我們也可以在溝通行動理論中，透過代言性的對話，來為一個未來需要治療的人，決定這些基因科技的介入，對於他做為一個具自主性的人，是否能被他無強迫地接受。從而使我們得以在生命醫學中，判斷基因科技之醫療應用的嘗試與研究，是否最終能合乎倫理的要求。

四、本書的論述結構

　　本書嘗試將「關懷倫理」與「對話療癒」視為醫護人文學的基本理念。為檢驗這個構想是否能成立，本書將分成四個部分來討論。首先在「醫學的臨床推理」中，我將指出，一般在醫學倫理學中的原則主義進路，在臨床的具體道德決策上，經常會因原則與情境或理論與實務的落差，而難以實行。我們因而有必要先展示出，在決疑論的應用倫理學方法論中，對於特殊他人的具體情境具有道德知覺的能力，以及對於情境的詮釋具有共識建構之實踐討論能力的重要性。由此我們即能接著在第二部分中，針對「護理倫理」來說明，應以關懷倫理做為護理倫理的基礎，才能使醫療的技術主義化傾向，回歸到人道關懷的醫學人文理念。且惟有基於溝通行動理論所闡釋的「療癒性交談」，才能是不透過專業操縱，而使病人能維持自主參與的交互主體性護病關係。我們進而可在第三部分「精神病學倫理」中，說明對於使精神病患能回復其自我的醫療模式，即在於我們應在精神分析或社區治療的醫療實踐中，致力於為病患建構內在或外在的合理化生活世界，而不只是採取藥物控制或機構性的強制治療。而對於生命醫學在基因科技的介入下，對人的出生與死亡的宰制性決定，我們也將在第四部分的「生命醫學倫理」中，就優生學自由化是否可行，以及對於生命之終極關懷的宗教思考，是否具有實踐的意義，來檢驗「關懷倫理」與「對話療癒」這兩個理念，是否真正能為醫護人文學的理念，提供最終的奠基。

　　底下我並分別論述以下各章的討論重點：

　　第一章〈決疑論與實踐討論─以對話倫理學做為醫學倫理教學之基礎的試探〉研究的是：在醫學專業倫理的教學實踐中，我們經常有無法說明如何能把倫理學理論應用於臨床醫療情境，以做出具體道德

決策的難題。同樣的，在當前應用倫理學的方法論討論中，為了說明如何能把道德的正當性要求，落實成具體的行為指導原則，在道德原則與案例分析之間，也已經分別出現絕對規則主義、中層原則、決疑論的道德個例主義等相爭不下的理論嘗試。醫學專業倫理的教學方法與應用倫理學的方法論討論，事實上面對著相同的難題。本書在此將嘗試透過後者的處理，來為前者的解決提供理論的基礎。我將首先指出，在各種應用倫理學的方法論中，決疑論（Casuistry）特別適用於臨床道德決策的需要。而對於普遍原則無法在個案中使用，而個案的決定卻又經常缺乏客觀原則指導的兩難，我則試圖從對話倫理學的實踐討論構想，提出解決的方案。

　　第二章〈從醫學技術主義回歸人道關懷如何可能？試論醫護人文教育的關懷倫理學基礎〉，主張隨著人們對於生理、心理及社會良好狀態的健康需求，醫學的進步即必須包含醫療人文化的要求，以能在「以病人為中心」的理念中，達成以病人的福祉為優先考量的醫療倫理要求。相對於當前的醫學倫理僅強調依中層原則進行臨床的道德推理，本書在此將指出，原則主義基本上仍是醫師面對兩難的倫理學，而仍非以病人為中心的倫理學。以尊重病人的自主性來詮釋「以病人為中心」的理念，將會使醫病關係陷入一種二律背反的困境。本章在此因而嘗試依關懷倫理學的主張，把病人視為處於具體情境中的特殊他人，並在醫療實踐中，強調建立與維持醫病之間互有感動回應之關係的重要性。透過「技術性的照顧關懷」、「態度性的關心關懷」與「關係性的存在關懷」之區分，我將特別凸顯關懷概念在護理做為「科學」、「技藝」與「倫理」中的核心地位，以能為「從醫學技術主義回歸人道關懷」的理念奠定基礎。

　　第三章〈療癒性的交談－論交互主體性的護病互動關係〉，主張理想的護病關係模式，應是基於護病之間的療癒性交談，所建立的以關懷為核心的交互主體性關係。為避免因護理從屬於醫學，而造成

對病人的技術化宰制，本章將先借助Janice M. Morse所提出的護病關係類型，說明在「療癒性的護病關係」（therapeutic nurse-patient relationship）中的護理專業性所在。其次，我將透過「治療」（curing）與「照護」（caring）的區分，來說明內在於護理科學中的倫理性核心。並指出，護理科學除了基於醫學的基本護理知識外，惟有透過「身體現象學」、「疾病詮釋學」與「溝通行動理論」這些人文科學的學習與訓練，才能掌握到護理做為實踐的技藝，其本身即是一種倫理行動的學科專業本質。通過這些討論，本章最後並將嘗試提出基於「療癒性的交談」（therapeutic discourse），所建立起來的一種「以關懷倫理為核心的交互主體性護病關係」，做為解釋護病關係的完整模型。

第四章〈回復自我的共同關懷－論精神衛生護理的對話理論基礎〉，本章首先將反思「反精神病學主義者」的批判，並分析當前在精神衛生護理學中，重視病患生命史敘事之「回復模式」的意義與侷限。其次，我將借助Peplau的療癒性人際關係理論，為協助病人回復自我之共同關懷的護理策略訂出目標。以說明為何德國哲學家哈伯瑪斯的「對話理論」，將有助於建構精神衛生護理的人文學基礎。

第五章〈心理治療的詮釋學轉向與生活世界的溝通合理化要求－論哈伯瑪斯對於佛洛依德精神分析的方法論反思〉主要依據德國哲學家哈伯瑪斯在《知識與興趣》一書中的觀點，來闡明心理治療的哲學基礎。就哈伯瑪斯的觀點而言，佛洛依德在《夢的解析》中，實已建構了一種既非基於經驗科學之實證，又非基於一般人文科學之意義理解模式的「深層詮釋學」（Tiefhermeneutik）。心理疾病在本質上是溝通的障礙。哈伯瑪斯批判佛洛依德把他自己在精神分析的對話情境中所從事的解釋邏輯（Logik der Deutung in der analytischen Gesprächsituation），誤解成一套以科學技術主義為主的「後設心理學」（Metapsychologie）。結果造成佛洛依德在心理治療中，不當的

以泛性論或生物決定論來看待在心理療癒中的主體。哈伯瑪斯稍後在他的《溝通行動理論》中，嘗試以「社會化理論」（Sozialisation-stheorie）來取代動機理論，並強調以人我之間的互動歷史與自我認同的「教化過程」（Bildungsprozessen）來取代本能命運的假說，以進一步把心理治療的主體與其所處的生活世界重新聯繫起來。我因而要透過哈伯瑪斯對於佛洛依德精神分析的方法論反思，來說明生活世界的溝通合理化要求，即是在心理治療的詮釋學轉向之後，實踐以病人為倫理主體的心理療癒基礎。

　　第六章〈人類花園的規則或查拉圖斯特拉的計劃－回顧一場世紀末的人文主義爭論〉，追記執教於德國卡斯魯爾大學的哲學家索羅托岱（Peter Sloterdijk），曾在「人類花園的規則－海德格人文主義書信的回函」中主張，在生物科技時代來臨之前，我們應先為未來世代，思考出一套可以界定基因醫學合法使用範圍的「道德法典」（moralischer Codex），以做為未來「人類花園的規則」，因為「未來是要為人種政策做決定的年代」。他公開宣稱，人類要掌握自己的未來，就是要透過生物科技把人「從命運決定的出生，轉變到最完美的誕生」。從索羅托岱的說法，我們可以清楚地看出來，透過基因科技進行優生學的醫學社會控制，其實無異於宣告人文主義的死亡。對此哈伯瑪斯憂心不已，他在《人類自然天性的未來－邁向自由化的優生學政策？》一書中，即對此做出回應。

　　第七章〈復原與可同意性－哈伯瑪斯論優生學政策自由化的道德界限〉，乃是針對醫學人文在生物科技時代所遭遇到的徹底挑戰，所做的反思。當前諸如「胚胎幹細胞實驗」或「胚胎植入前的遺傳診斷」（PGD）等基因治療科技的研究與應用，為生命醫學倫理學帶來了新的挑戰：我們是否仍能在積極優生學與消極優生學之間做出區別？或者說，我們是否還能為逐漸走向自由化的優生學政策，設定一個不可踰越的道德界限？目前在法學與應用倫理學的相關討論中，我

們經常一開始就因為「胚胎是否是人？」或者「生命從何時開始？」的爭議不決，而陷入理論的困境。本章因而將首先引申哈伯瑪斯的觀點，指出倫理學本來就不必也不應回答這些問題，以引入新的討論方向。哈伯瑪斯為避免這些隱含有化約主義謬誤的提問方式，改採康德式的先驗論證。他從討論「人類傳遺基因組合的不可任意支配性，是否是人類自我理解為自律與平等的道德存有者的可能性條件」出發，證成了「胚胎的道德地位」不在於他是否直接具有道德的人格尊嚴，而在於他做為人類自我理解為道德存有者的可能性條件，其自然出生的不可任意支配性，是否即是它具有人類生命尊嚴的論證基礎。本章在此將重建哈伯瑪斯提出這些觀點的論證結構，並說明他最後如何能以「復原」與「可同意性」這組概念，為「醫療邏輯」的應用提供對話理論的基礎。

　　第八章〈儒家的實踐擴充論與生命倫理學的包含問題〉，係就「生命倫理學」（Bioethics）做為探討關於「生命」（bio）的倫理學問題，廣義而言，原本應即包含生命醫學倫理學、動物倫理學與生態（環境）倫理學等領域在內。然而究竟在什麼意義下，除了具有自由與理性行動能力的人類之外，那些尚無或已無自由與理性能力的人類（如同在幹細胞實驗或安樂死等醫學倫理爭議中所討論到的胚胎或植物人）、動物與生物，也能被包含到我們的道德社群中，而做為擁有道德權利的主體（或我們對之負有道德義務的對象）。面對這種在生命倫理學中所謂的「包含問題」（Inklusionsfrage, problems of inclusion），我們既得解釋道德擴充的可能性，但又得說明差別對待的正當性。面對生命倫理學這個最基本、同時也是最難說明的問題，我將先提出當代歐陸「對話倫理學」的解決方案；然後再依其問題意識，凸顯出儒家基於「道德差等主義」的「實踐擴充論」，也是當前在闡明生命倫理學的包含問題時，一個重要的理論參考架構。

　　第九章〈生命的終極關懷能否超越正義的觀點？試論宗教與形

上學思考在生命倫理學爭議中的實踐意義〉，思考在當前生命倫理學的討論中，不論是在生命醫學中涉及到關於「生命從何時開始？」與「生命到何時結束？」之墮胎、胚胎篩檢、腦死與安樂死等等的道德爭議；或者在動物與環境保護的議題上，我們都必須面對生命意義的終極關懷或人在宇宙中的定位問題。當前生命倫理學的道德爭議，使得我們有必要在政治自由主義的正義原則或政教分離的憲法寬容原則之外，重新審視宗教與形上學思考在探討生命終極關懷時所具有的實踐意義。本章將透過柯爾柏格之與哈伯瑪斯的對話理論密切相關的「道德發展理論」，以及優納斯之與女性主義關懷倫理觀點相當接近的「存有論責任倫理學」，來說明宗教與形上學的思考，在當代所能具有的實踐意義，即在於他們能透過生命的終極關懷來擴大道德社群的包容範圍，並進而為保護人類與自然永續存在的道德義務，奠定理性的基礎。而這無疑是我們在醫護人文學中，應進一步加以思考的嚴肅議題。

I 醫學的臨床道德推理

第一章　決疑論與實踐討論

—— 以對話倫理學做爲醫學倫理教學之基礎的試探

　　醫學倫理的教學問題與應用倫理學的方法論問題密切相關。應用倫理學的方法論探討：如何基於道德原則所要求的義務正當性，或基於案例分析與比較所建立起來的範例，透過其應用於具體情境的合適性解釋，做出正確且適當的道德判斷。一般地說，這即是在各專業倫理中，做為結合「理論」與「實務」的教學基礎，以使行動者能在實踐中，解決普遍原則無法直接應用於個例，而個案的決定又經常缺乏客觀原則指導的兩難問題。在當前關於生命醫學倫理學的討論中，為了說明如何能把道德原則的正當性要求落實成在具體情境中的行動指引原則，已經產生諸如演繹主義、絕對規則主義、反思平衡的辯證論、中層原則理論、決疑論的歸納主義、德性論／關懷倫理與情境決斷等種種不同的應用倫理學方法論。（Solomon, 1995: 745f; Kuhse & Singer, 1998: 61f.）當前這些不同的進路，正透過「由上而下」（top-down）與「由下而上」（bottom-up）的方式相互攻錯、自我修正。

　　基於醫學倫理教學與應用倫理學方法論的相關性，對於能結合理論與實務的醫學倫理教學方法的完整討論，應當分別透過(1)對於完整地設定醫學倫理教學目標的檢討，(2)當前應用倫理學方法論的「原則主義」（principlism）與「個例主義」（particularism）之間的論爭與互補，以及(3)對話倫理學對於應用問題的合適性討論與奠基問題的正當性討論的動態整合等三個不同的層次，來逐級推進道德原則的義務性要求與案例應用之互補與整合的可能性。對於這個大的目標，本章只能先嘗試提出一些預備性的看法。在本章的第一節中，我將先摘要指出當前醫學倫理學的教學目標與教學架構；其次，在當前應用倫理學的方法論爭議中，我將簡略論述一般已經比較熟悉的中層原則進路的理論難題，並指出當前在醫學倫理學中所發展出來的「決疑論」（Casuistry）的方法論，能夠比較有效地達成在第一節中所要求的教學目標；最後，本章將嘗試提出對話倫理學的「實踐討論」（Praktischer Diskurs）模式，藉其在共識形成中對於合適性應用與正

當性奠基的動態整合，來說明理論與實務互補的可能性，以爲能應用
於臨床道德決策的案例決疑論提供培養與訓練的教學基礎。

一、醫學倫理學的教學目標與教學架構

　　隨著消費者權利意識的高漲與一般民眾醫學常識的提高，醫學倫理的主要內容已經從傳統的「慈悲模式」（beneficence model）轉向以「病人自主原則」（principle of patient autonomy）爲核心的「新醫學倫理」。（Jackson & Duffy, 1998: 88）外在環境的變化促成改革醫學倫理教育的必要性，但是對於醫學倫理教學的反省卻遠遠不只是爲了醫師專業倫理的塑造，而是涉及到在醫學技術的發展下，我們對於人類生命存在之意義的重新反省與認同。醫學倫理的教學問題反過來挑戰倫理學提出新的思考，以致於在生命倫理學這個應用倫理學的重要領域中，醫學倫理的教學問題已經逐漸成爲需要深入探討的獨立論域。[1]在新近出版的《生命倫理學手冊》中，學者Myser即針對〈怎樣教生命倫理學？〉的問題，提出了批判性的考察。（Myser, 1998: 487）

　　Myser整合各方的意見，指出全面性的醫學倫理教學，應分別從「認知」、「實務」與「態度」等三方面設定教學的目標。在理論認知上，她認爲醫學倫理的教學應達成以下五項目標：

1. 促進在醫學實務與研究中，對於道德與價值議題的敏感性與覺察力；使得學生能確認、參與在技術性議題之外的道德議題。

---

[1] 例如著名的Journal of Medicine & Philosophy其第27卷第四期（Aug, 2002）即以「生命倫理學之教學的哲學挑戰」（Philosophical Challenges in Teaching Bioethics）作爲專刊的主題，來討論醫學專業倫理的重要性。

2. 提升學生對於人格與專業價值的批判反省；以及對於在醫學實務中涉及到的病人及其家屬、其他醫療——照護專業人員、機構與社會的價值之批判反省。

3. 確認在醫療決定背後的價值預設與實質的道德原則與概念。

4. 教導道德推理、分析與證成的技巧。

5. 針對臨床的醫學倫理決策提供學生一套系統的、批判的處理方式。

以這五項理論認知的目標為基礎，醫學倫理的教學可以進一步在實務上，培養學生與生命醫學倫理學相關的溝通與互動的「專業技術」，亦即使學生能夠把他在生命倫理學課程中所學習到的知識與分析能力，落實到良好的臨床倫理實務與醫療照護中。並在最後得以藉此培養學生提升醫德、堅持醫學的人道主義價值等良好的道德態度。

由於理論認知與實務處理是培養德性態度的基礎，因而Myser又把醫學倫理的教學範圍依認知與處理倫理學議題的三大架構，分別地加以界定。（1998: 490-492）這三大架構分別包括(1)理論性與概念性的生命倫理學知識基礎（例如：基本的倫理學理論、生命倫理學的基本原則、概念，相關的法律與公共政策以及在生命倫理學的典型案例），以及倫理學的分析與推理的方法；(2)重要論題（諸如墮胎、安樂死、告知等臨床實務的議題，以及醫—病—家屬—醫護團隊之間的關鍵性關係等等）；(3)發展中國家的特殊相關論題（例如傳統與現代價值的衝突等）。

在以上的教學目標中，最後若要能在醫學倫理的教學中，結合理論認知與實務處理，以致於使學生具有把倫理學的理論知識運用在對於重要議題的討論與自行做出判斷的能力。則我們首先就得說明，在應用倫理學的方法論中，正確而適當的道德判斷，是如何從道德基本原則與具體案例相互補充的關係產生出來。惟有透過應用倫理學的方

法論討論，才能為倫理學的教學與學習提供明確可循的階梯。因為除非我們能說明，我們的道德判斷力是如何把一個抽象的道德原則，應用於具體情境的判斷；或者，它如何透過案例的歸納，而為我們訂立道德決策的原則，否則我們就不能明確地知道我們應當如何在醫學倫理教學中，培養學生具有預期中的道德判斷能力。

二、決疑論的應用倫理學方法論

　　介於傳統的規範倫理學理論與經由現代醫療科技之衝擊而產生的新倫理議題之間，存在著不變的人性基本價值（或普遍的道德理念）與科技不斷推陳出新的實踐可能性（或行為的新選擇性）之間的衝突與調適。在二十世紀七○年代以後興盛發展的應用倫理學理論，更被認為是在醫學的拯救下，獲得重生的倫理學新發展。最早引人注目的生命醫學倫理學討論，以Bauchamp與Childress合著的《生命醫學倫理學原則》（Principles of Biomedical Ethics）一書為代表。此即我們目前所熟知的，基於正義、自主、不傷害與慈善等四個中層原則（與其各自再細分的規則）所形成的「中層原則進路」（middle-level principles）或「四原則進路」（Four-Principles Approach）。但這個理論進路很顯然只涵蓋了前述在第一個醫學倫理教學架構中，有關「理論性與概念性的生命倫理學知識基礎」的一部分。

　　由於中層原則進路不足以涵蓋其他醫學倫理的重要教學目標，以致於當前在應用倫理學的方法論構想中，介於「理論與實務」或「原則與案例」的兩端，又出現許多不同的理論進路。在《生命倫理學百科全書》或《生命倫理學手冊》這類的參考工具書或教科書中所羅列的各種理論，很能表現這種百家爭鳴的情形。在新版的《生命倫理學百科全書》（1995）中，W. D. Solomon把應用倫理學的方法論區分成(1)演繹主義（deductivism），(2)辯證論模式（dialectical models），(3)原則主義（principlism），(4)決疑論模式（casuistical models），與(5)情境倫理學（situation ethics）等五種不同的理論模式。[2]而在Kuhse與Singer所合編的《倫理學手冊》（*A Companion to*

---

[2]　在這裡我無法詳細討論這五種應用倫理學方法論的優劣之處，只能簡略地介紹各種理論的大致

Bioethics）中，當代多位重要的學者，則分別就其所代表的立場，從(1)基於原則的進路（A principle-based approach），(2)絕對規則的進路（An absolute rule approach），(3)效益主義者的進路（A utilitarian approach），(4)德行倫理學的進路（A virtue ethics approach），(5)關懷的進路（A care approach），(6)案例分析的進路（A case approach）論述他們對於結合理論與實踐的方法論觀點，與其對於處理生命醫學倫理學議題的重要性所在。**3**

這些不同的理論豐富了倫理學對於道德判斷力的理解。其間理論優劣的取捨必須在倫理學的理論研究中，加以詳細的討論。但對於醫學倫理的教學目的而言，這些嚴格的理論分判卻不特別重要。因爲這些不同的應用倫理學方法論，代表他們各自針對不同的醫學倫理教學目標的理論構想，他們共同在倫理學理論與具體情境之間，構成了一把使人既可逐步攀升，亦可拾級而下的梯子（參見圖一E欄）。如果醫學倫理的教學目標在於必須能夠結合理論認知與實務處理，以能

方向。(1)演繹主義：主張倫理學理論指導行爲的功能，就在於發展出高度抽象的普遍的第一原則，結合對個別有道德問題的情況的事實描述，以涵蘊對行爲的指導。根據這個模型，規範倫理學理論所發展的道德原則，即扮演在個例的道德判斷中演繹論證的前提；(2)辯證的模型：他們不像演繹主義主張可以找到一個最高的原則，而是認爲規範理論的原則與個別的道德判斷本身互相有作用。規範原則如果與我們的深信的個別道德信念不合，則規範原則可以修正。辯證的模型因而是基於知識論上的融貫說，J. Rawls提的反思平衡方法是其代表；(3)原則主義：其理論代表者認爲，規範倫理學對於解決具體的倫理問題而言並不重要。因爲義務論與效益論對大部分的具體問題所要求做的行爲都一樣。如Tom Beauchamp與James Childress在1989年提出的「中層原則」（middle-level principles），即認爲在實踐論證中，若不要只找在規範理論中最高層級的原則，則比較容易可以達成一致的共識。因而他們主張應用倫理學的反省應只專注於各倫理學理論都可以接受的原則，而不是某一規範理論中最爲普遍的原則；(4)決疑論的模式：主張實踐反思的適當模式是基於案例的進路（case-based approach）。倫理的反省應當專注於某些道德善的典範，以與有問題的例子相比較而找出同異之處。他們強調類比而反對演繹。這個理論的代表人物爲Albert Jonsen與Stephen Toulmin；(5)情境倫理學：這個理論反對在實踐思考中有任何的模型，主張在道德實踐的問題中應回避任何普遍規則的指導，以專注於個別情況的細節，此派的代表人物爲Joseph Fletcher。參見：Solomon, 1995:745-746。

3 請參閱在Kuhse and Singer所編的手冊中，由J. F. Childress, J. Boyle, R. M. Hare, J. Oakley, R. C. Manning, J. D. Arras等人所寫的專論。參見：Kuhse & Singer, 1998: 61-114。

培養醫德、確立醫學的人道主義價值，那麼這些不同的進路即應被視為互補的進路而加以整合。這樣才能培養學生結合理論與實務，具備做出正確且合適的道德判斷的能力，而達到醫學倫理教學的理想目標。在說明這些理論如何能夠整合在一起之前，我們必須先說明這些不同的理論如何能在醫學倫理教育中做為互補的教學架構。我認爲選擇「基於原則的進路」與「基於案例的進路」來做比較說明是最恰當的。因爲它們剛好分別是把原則「演繹」到案例決定的「由上而下」應用模式，以及從實踐中「歸納」出原則的「由下而上」應用模式的代表性理論（參見圖一C欄）。

　　在生命醫學倫理學的當前發展中，最能代表應用倫理學的原則主義進路的莫過於Bauchamp與Childress在其合著的《生命醫學倫理學原則》中所表現的觀點。該書作者積極而正面地回應各家的批判，因而不斷對該書進行大幅度的修訂（現修訂至第五版）。對於這個理論

圖一：正當性奠基與案例應用之間的互補與整合

A對話倫理學的整合	B學習領域	C應用倫理學的研究對象	D道德對錯的判斷方式	E應用倫理學的方法論
由上而下 ↓↓↓↓		倫理學的基本道德原則 ↓（原則主義）↓		演繹主義
義務賦予的正當性奠基 ↓↓↓↓ 實踐討論的共識形成	理論	中層原則 中層規則	原則的細分與衡量 （依據案例）	絕對規則進路 價值倫理學 反思平衡的辯證 行動義務論
↑↑↑↑ 應用合適性的情境解釋	實務	典型案例 類似案例	案例的描述、分類與類推 （依據原則）	歸納主義 決疑論 德性論 關懷倫理
↑↑↑↑ 由下而上		↑（個例主義）↑ 倫理學相關的具體事件		情境決斷

的批判主要來自其他持不同立場的原則主義者，例如來自於Clouser&
Gert（1999: 156-166）、DeGrazid（2003: 219-230）與Brand-Ballard
（2003: 231-258）的批判，以及持相反立場的基於案例的進路，例如
來自於Jonsen & Toulmin（1998）的批判。Clouser與Gert這些持不同
立場的原則主義者，批判「中層原則理論」誤解了道德「原則」的意
義。他們認為Bauchamp與Childress為了避開在道德的最終奠基中各
種倫理學理論無法調解的衝突，而只選擇了各倫理學理論都可以接受
的原則，做為在應用倫理學中能夠普遍適用的中層原則。但事實上這
卻使得在中層原則理論中的道德「原則」，根本地失去了他們的批判
性與可應用性，他們最多只是為道德考量提列了一張「檢查清單」，
然而在這張檢查清單上的要求卻甚至是彼此互相矛盾的。（Clouser
& Gert, 1999: 157）

　　Clouser與Gert從不同立場的原則主義觀點出發，[4]他們認為「四
原則理論」從康德的義務論取得自主原則，從米爾（Mill）的效益論
取得慈善原則，從羅爾斯取得正義原則，最後並從Gert自己的理論取
得不傷害原則的觀點。但是不論是康德的定言令式，效益主義的效
益原則或羅爾斯的兩個正義原則，都不是具體的規範性原則，而是不
具特定內含的批判與證成的形式性原則。這些原則不是因為被大多數
人接受就已是普遍的規範原則，而是一旦有行為格律或規則相衝突的
時候，那麼它們將可以做為我們同意或不同意實踐某一原則的最後判
準。如果我們只以多數人可以接受，就把這些原則視為是應用倫理學

---

[4] Clouser與Gert所持的立場是一種「通常道德」（Common Morality）的立場，他們認為一般
　成人都擁有一套用來處理日常道德問題的「道德系統」。在一般的情形中我可以應用這些
　道德系統，但當面對「棘手的案例」（hard cases）時，就需要一個單一的原則（不傷害原
　則）來做為公平的判準（impartiality citerion）。他們的理論因而有時被稱為「描述主義」
　（Descriptivism），有時則被稱為「單一原則理論」（single-principle theory）。參見：Brand-
　Ballard, 2003: 232ff.。

「基本」的中層原則或普遍的規範，那麼這些道德原則就失去它們最終的批判性與可應用性。Clouser與Gert的批評迫使Bauchamp與Childress把他們的中層原則理論，修正成只具「通常道德」（Common Morality）[5]的地位，並試圖借助羅爾斯的反思平衡理論來說明中層原則如何可以具有融貫性。（Bauchamp & Childress, 2001: 397ff.）

　　Bauchamp與Childress面對其他原則主義者的批判，做出往下走向通常道德的修正。但這卻更坐實了基於案例的決疑論者對他們在另一方面的批判。因為如果說中層原則進路不是「由上而下」地從倫理學理論的「道德性」取得支持，而是從通常道德取得支持的話，那麼中層原則就不是來自於原則主義，而是「由下而上」地來自於個例主義。對於決疑論者而言，Bauchamp與Childress的《生命醫學倫理學原則》只是對於美國「人性保護國家委員會」（National Commission for the Protection of Human Subjects）所提出的《貝蒙報告》（Belmont Report）所做的總結性摘要（雖然批評者對於他們在四原則內容的精闢闡釋方面都表示高度的肯定）。然而《貝蒙報告》體現的卻是案例研究者的理論進路，亦即透過對於案例的充分討論，從而在範例的形成中，對於相類似而有爭議的道德個案提供解決的「原則」。（Arras, 1999: 136）為了回應個例主義的批評，Bauchamp與Childress在新修訂的版本中，借助W. D. Ross的行動義務論，強調中層原則與規則必須經過案例相關的「細分」（specifying）與「衡量」（balancing），才能在「真實的義務」與「初確的義務」（prima facie duty）之間做出取捨而得以應用（參見圖一D欄）。這個修正雖然回

---

[5]　Common Morality這個術語是仿造Common Law（習慣法）的用意而提出的。在英美法體系中，法律的判決主要依據以往的判例，而不必像大陸法體系，必須從法條的詮釋演繹出判決的正當性。Bauchamp與Childress用這個概念來面對原則主義的批評，但卻另一方面使自己更暴露在決疑論者的批評中，因為決疑論的由下而上的模式，正是以習慣法的判例模式做為應用倫理學方法論基礎。參見Bauchamp & Childress, 2001: 2f.）。

應了決疑論者的批判，然而如何衡量相衝突的中層原則（或規則）的「原則問題」（這必須是一個具優位性的上位原則），卻又使中層原則理論再度陷入Gert等原則主義者的批評。[6]

　　相對於中層原則理論吸收案例研究者的觀點，透過原則與規則的細分與衡量，為應用倫理學在具體情境的道德判斷中提供補充，決疑論卻早就已經從古典的修辭學傳統中，直接建立出一套完整的案例研究方法論。[7]修辭學原即是古代人文主義教育的基礎理論，但卻直到現在才在生命醫學倫理學的教學理論中再生。決疑論是Jonsen與Toulmin在《決疑論的誤用》（The Abuse of Casuistry, 1988）這本書中所重新建構的起來的應用倫理學方法論。Jonsen後來在〈決疑論做為在醫學倫理學中的方法論〉（1991）這一篇著名的論文中，把決疑論建構成應用於醫學倫理學的方法論。在Toulmin與Jonsen的啟發下，Arras則更進一步在他的論文〈下探案例：在生命倫理學中決疑論的重生〉（1991）中，探討了決疑論對於醫學倫理教育的重要性，從而引起生命醫學倫理學對於決疑論的重視。決疑論在目前並逐漸成為醫學倫理教育的「核心焦點」（Myser, 1998: 492）。底下我將先綜合Jonsen與Arras的觀點，說明決疑論做為選擇案例、編寫醫學倫理學教材的參考價值，並在下一節中依哈伯瑪斯對話倫理學的實踐討論模式，把決疑論的方法論動態地加以重構。Jonsen把「決疑論」定義成：

　　　　使用基於「範例」（paradigm）或「類比」（analogy）的程序

---

[6]　參見DeGrazia（2003）與Brand-Ballard（2003）最近在Kennedy Institute of Ethics Journal上對於新版修正後的再批評。

[7]　關於以古典修辭學做為在當代應用倫理學中的案例決疑論之理論基礎，請參見：林遠澤，2006。

或推理去詮釋道德的議題，並把專家對於它們特有的道德義務之所
在與急迫性的意見，用一般的、但並非普遍不變的「規則」（rule）
或「格律」（maxim）表達出來。這些規則與格律只能在行為者的典
型條件或行動的典型情況下，才能確定地有效。（Jonsen & Toulmin,
1988: 257）

　　這個定義其實是以決疑論在案例分析中的道德判斷形式來表達
的。Jonsen認為決疑論的案例分析法，做為一種在具體情境中的道
德判斷方式，體現了亞里斯多德所強調的「審慎推理」（prudential
reasoning）或「實踐智」（phronesis）的本質。（Jonsen, 1996: 65）
他把案例分析法區分成「型態學」（morphology）、「分類學」
（taxonomy）與「動力學」（kinetics）三個步驟，用以分別說明實
踐智的道德判斷能力所依以進行的程序。這三個步驟簡單地說，即指
「描述」、「分類」與「類推」這三個案例分析的過程（Arras, 1999:
107f）。我們可以先依Arras對於Toulmin與Jonsen決疑論的陳述，建
立決疑論下案例分析的具體操作方式；然後再就Jonsen的論點，說明
這些分析的過程對於應用倫理學方法論的重要意義。我把Arras關於
決疑論在案例分析中的應用論述，精簡成三個過程、九個步驟（實例
說明參見圖二）：

(一)對於案例情況的詳盡「描述」。

1. 在案例的情況中通常會牽涉到的道德理據或行為格律為何。

2. 在這個案例中各方的利益與願望為何。

3. 產生各方利益衝突與各種道德格律矛盾的原因與過程為何。

(二)從案例描述進入「分類」（taxonomy）的工作。

4. 以一些能明確地做出對與錯或善與惡的行為範例（paradigm
case）做為能回應與它們相類似的案例的準備。

5. 透過範例建立起一個從可接受的行為一直到不可接受的行為的光譜。

6. 把新的、有疑惑的案例擺到這個光譜之中。

(三)依「類推」（analogical reasoning）做出道德判斷。

7. 根據道德上相關的側面去比較目前的案例與範例之間的同異之處。

8. 找出這個案例與某一範例的類似性是強而有力地勝過其間的差異性之處。

9. 歸納地、逐漸增加地發展出處理有疑問的案例的新原則。

　　為解釋決疑論的應用方法，Jonsen在他的論文中舉了一個關於執行安樂死的爭議性案例（黛比案例）。我將引用這個例子，並試圖依決疑論的案例分析法，嘗試做出討論安樂死這個道德議題的分類學圖式（參見圖二），以提供以下進一步討論的參考。Jonsen所提出的實例如下：

　　一位婦產科住院醫師被通知在夜裡去看一位他並不認識的女士。在事先看過她的病歷之後，他知道這位女士是一位處於卵巢癌末期的病人。他一進門後，就注意到她非常衰弱的狀態與極大的痛苦。她請求說：「讓這一切快點結束吧！」這位醫師於是為她施打了高劑量的嗎啡，黛比在一個小時後死於嗎啡所導致的呼吸衰竭。

　　在決疑論中，所謂的「案例」其實是指一組由人、事、時、地、物等情況所組成的發生事件。在應用倫理學的案例描述中，我們

不能毫無情節主軸的去描述這些「情況」（circumstances）。[8]案例首先必須是道德相關的，而能賦予案例描述具有道德相干性的情節主軸，在Jonsen看來正是「格律」（或規則）與「論證結構」這兩部分。格律做為說一個故事（案例描述）的情節主軸，把在情況中的各種成份組合成道德相關的「案例」。而在論證結構中所要求的理由、保證與論據等等的成分，[9]也會主導我們在各種情況中選擇出與道德討論相關的考慮因素。案例因而可以定義成：在具體情況中，各種必須考慮的因素圍繞著（不同的）格律與（不變的）論證結構，就其論題所在的位置所共同形成的發生事件。在這個意義上，Jonsen即把在案例分析中首先必須進行的描述工作，稱之為案例的「形態學」建構。在黛比的案例中，如果我們以「醫師應尊重病人的要求」為格律，那麼在她的情況中，我們所描述出來的案例型態，就會相當不同於以「醫師在任何情況下都不應殺害別人」的案例形態。決疑論的第一個工作因而就在於：「決定應當用哪些格律來規定這些案例，並且規定到什麼程度為止？」（Jonsen, 1996: 60）。這當然隱涵著說，如果情況有所改變，則使用其他格律來組成案例才是更為適合的。可見，案例研究基本上不是根據原則，而是「視情況而定」。

在案例分析的「分類學」工作中（如前面步驟四至六中所列舉的）[10]，我們應找出一些大多數人能立即地分辨出，它們在道德上是明顯地錯誤或明顯地正確的範例，並把他們依相類似的道德議題，排列成像光譜一樣的比較系列。例如，黛比的案例是與安樂死的爭議有關的案例，然而在安樂死的案例中，納粹對於「不值得生存的生命」

---

[8] 從修辭學的角度來看，這就像我們必須針對「題論」（Topics）的「所在」（Loci），或怎樣「說得好」（gnomoi）做出規定一樣。參見：Jonsen, 1996: 60。

[9] Jonsen在此所援用的論證結構是Toulmin的論證結構，其結構型態與相關的考慮要件參見本章第三節的說明。

[10] 圖中的阿拉伯數字，分別表示運用決疑論的九個步驟。

的人道毀滅，是一般人明顯地視爲道德上錯誤的典型案例（圖二範例
A）**11**，而不使用侵入性治療的安寧療護，則是一般人在道德上大都
可以接受的作法（圖二範例B）。黛比的案例因而可以放在這兩種範
例之間去進行分析比較的工作。在決疑論中，案例的分類因而是一種
決定性的工作。因爲它「把眼前的案例放到它所在的道德脈絡中，從
而揭示了一個能使其他對或錯的假定無效的論證之權衡所在」（Jon-

圖二：安樂死案例的分類學圖式

	道德上錯誤的範例	有待決疑的個例	有待決疑的個例	道德上正確的範例
判斷	不許可	有爭議	有爭議	許可
建立原則	不可違反正義原則9	是否能符合自主原則9	是否能符合慈悲原則9	必須符合不傷害原則9
類比推論 7～9	侵犯無辜生命之不正義行爲7	醫師誤診的可能性？病人絕望時的自棄？8	病人可能的推定意願？客觀的診斷與預後？8	放棄侵入性治療之安寧緩和醫療7
分類 4～6	慈悲的殺害4	協助自殺？6	任人死亡？6	自然死亡4
	非自願性的積極安樂死5	自願性的積極安樂死5	非自願性的消極安樂死5	自願性的消極安樂死5
描述 1～3	3直接的死因在醫師或自己		3直接的死因在疾病	
	2減輕社會、家庭或個人的負擔、個人的生命尊嚴、生活品質……		2已無治癒之可能性、生命的神聖……	
	1病人（家屬）主動要求的權利，減輕病人痛苦的醫師職責……			
案例	納粹對於「不值得生存之生命」的人道毀滅	黛比的實例	荷蘭的安樂死立法	植物人　腦死　預立遺囑或癌末病人

---

11 但何以納粹時代一般人沒有這種明顯的道德判斷，而坐視納粹的屠殺行爲，這顯然是決疑論者
必須回答的問題，參見本章第三節的進一步解釋。

sen, 1996: 64）。把一個案例放在它界於明顯的對與錯的範例之間的相關位置，決定了我們對於這個案例的道德判斷，Jonsen因而說：「分類使人明白任何一個眼前的案例都不是孤立的。分類使得眼前的案例與典範案例之間的差異，能做爲道德判斷的指點。〔道德〕判斷並非基於原則或理論，而是基於情況與格律在案例自身的形態中所呈現出來的方式，以及基於它與其他類似案例之間的比較」（1996: 65）。

　　透過「分類」與「類推」的決疑論訓練，學生可以設立在他自己心中的一把尺。這把尺做爲他日後用來衡量道德對錯的「分寸」，正是取決於案例與相類似的範例之間的接近程度。就黛比的案例而言，這位住院醫師的行爲雖然絕非是殺害無辜的不正義的行爲（因爲他是應病人的主動要求而做的），但是若與荷蘭的安樂死立法的案例相類比，則他顯然並未符合許可他這樣做的必要條件（例如，他不是黛比的主治醫師、對於她的病情或減輕痛苦的其他可能方式、或對於黛比此刻是否有足夠的自主決定的能力，他都沒有經過充分的評估等等），因而我們在判斷黛比的案例時，並不能把它的位置放在接近道德上許可的緩和醫療的這一邊，而是比較接近在道德上不許可的慈悲殺人的這一邊。以致於我們可以做出判斷說，這位住院醫師的做法是不對的。以這種案例分析的學習爲基礎，每一位學生在日後的臨床醫療決定中，都可以參考這種在分類學中進行輕重權衡的類比推理模式，針對他眼前的個案做出正確且合適的道德判斷。因而雖然說，決疑論並非沒有它內在的理論困難，但這並不妨礙它能爲醫學倫理的教學方式與課程設計，奠定一個相當合適的應用倫理學方法論基礎。

三、實踐討論的對話倫理學與醫學倫理的教學基礎

　　決疑論的應用倫理學方法論，為傳統的亞里斯多德倫理學所強調的「風俗倫常」（ethos）、或黑格爾所著重的「倫理性」（Sittlichkeit）做出了很好的說明。他們都強調在具體情境脈絡中的「實踐」（praxis）與「教化」（Bildung）的重要性。但決疑論的理論限制，卻也正在於他們只強調「習慣法的道德」（common law morality）。在這一點上，他們其實與中層原則理論殊途而同歸。應用倫理學的原則主義必須依個例的差異而細分其規則，然而個例主義則需使用格律來架構其案例的形態。他們分別「由上而下」或「由下而上」出發，顯示它們有互補的必要性。這種互補的必要性也呈現在其他各種不同的應用倫理學的方法論構想上。不同的原則主義構想對於個例的重視程度，其實是按其對原則的可應用性的重視程度而決定的；然而，個例主義對於以典範建立原則的要求，也是以他對行為具體決定的正當性要求而決定的。原則的可應用性與對於具體情境的道德判斷的正當性，若不能得到整合，我們就無法做出正確而適當的道德判斷。

　　正如我們在前述黛比案例的分類學研究中發現，雖然當前多數人都會認為納粹出種族歧視，進行對於「不值得生存者的生命」的人道毀滅，在安樂死爭議中可以做為道德上明顯錯誤的範例。但在納粹時期，在德國協助這項工作進行的醫師，卻不見得會把這個案例擺在道德上錯誤的那一端。這顯示依賴於「習慣法道德」的決疑論者，在他對於案例的描述、分類與類推中，很可能會對系統性的社會不公義視而不見。這是決疑論者自己也無法否認的批評（他們最多只能說，因為「其他理論也沒有更好」來自我開脫）。（Arras, 1998: 111）由此可見，原則主義與個例主義的應用倫理學方法論模式，雖然有方向

上與著重點的不同，但他們卻同樣都只是內在於習俗道德框限中的倫理學理論。

上述的困難，我們其實可以在哈伯瑪斯與阿佩爾（Karl-Otto Apel）的「對話倫理學」中，找到決疑論者也已經發現到的「其他更好的理論」模式（Arras, 1999: 143），來加以解決。因為在當代倫理學的發展上，不謀而合的是：當Jonsen把Toulmin的論證理論用來建構決疑論的「形態學」之時，哈伯瑪斯卻更早把Toulmin的論證理論用來重構康德的可普遍化原則，並以之做為有關道德爭議的實踐討論中，使共識得以形成的「討論規則」。（林遠澤,2003: 417f.）哈伯瑪斯在對話理論中強調，我們在論證性的討論中，彼此都預設有違抗事實、對抗溝通的系統性扭曲的理想言談情境。這個在討論中必要預設的理想言談情境，剛好可以使Jonsen的決疑論脫離習俗道德的框限，而使得討論參者能在其理性地參與實踐討論的過程中，提升他自己的道德發展層次。然而這正是醫學倫理教學追求在態度上提升醫德、堅持醫學人文主義價值的理想教學目標的可能性基礎。**12**

Toulmin在《論證的使用》一書中，提出他著名的論證結構，我們把它簡化如下（如圖三）。

Jonsen在決疑論的形態學建構中，即依Toulmin的論證結構把在黛比實例中該住院醫師的案例描述成：「我應該協助黛比死亡」（C）；因為「她遭到極大的痛苦，並且主動要求我的協助」（D）；我能「保證」自己這樣做是對的，因為「醫師的職責就是減輕病人的痛苦，並尊重病人的願望」（W）；我的根本原則就在於（奠基）：遵守大家都接受的病人「自主原則」（B）。前面我們說這個住院醫師的決定是錯的，因為他只在獨白的考量中就做了決定；

---

12 英語世界現在也開始興起把哈伯瑪斯的語用學或對話倫理學應用於生命醫學倫理學之方法論的討論中。例如Cooke（2003: 635-653）即進行了這一方面的嘗試。

圖三：Toulmin的論證模式

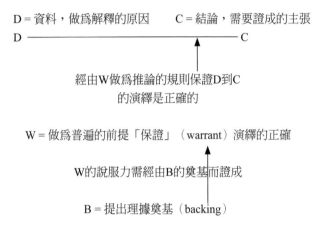

D＝資料，做爲解釋的原因　　　C＝結論，需要證成的主張

經由W做爲推論的規則保證D到C
的演繹是正確的

W＝做爲普遍的前提「保證」（warrant）演繹的正確

W的說服力需經由B的奠基而證成

B＝提出理據奠基（backing）

如果他是納粹德國的醫師，那麼他也可能會依照希特勒教給他的那一把尺，來做其他安樂死的決定。問題因而在於，他並沒有考慮別人（甚至他自己）對於這個案例可以做不同描述的可能性，像是在荷蘭國會對於安樂死立法的許多討論意見等等。

　　哈伯瑪斯則把Toulmin的論證形式在實踐討論中加以應用。（C）是需要理由加以證成的具體道德判斷；（D）是做爲行動決定或判斷的理由，它能否保證推斷的正確性，則需要一些能做爲證成基礎的一般規則或規範（W）；至於這些做爲推斷或決定基礎的保證，最後能否爲人所接受，則需經過對於這些規則或規範的奠基（B）。在奠基中我們必須對於規範的決疑性明證提出支持性的論據，在此我們必須說明對於該規範的共同遵守，對於每一人的需求的滿足而言，它的後果與附帶效應是否是大家都可以接受的，以取得一致的同意。哈伯瑪斯因而把在（B）中所表達的討論規則，明確地表達成道德判斷的可普遍化原則（U），亦即：「當一個爭議中的規範的共同遵守對於每個人的利益之滿足，其可預見會產生的後果或附帶作用，能

被所有人無強迫地接受的話,則這個規範是有效的」。(Habermas, 1983: 103)

一旦我們對於道德爭議的案例是透過實踐討論的方式進行的,那麼做為共識形成的可能性條件就必須能被討論參與者遵守。這些條件至少必須包括:

(一) 每一個具有語言與行動能力的人,都可以參加討論。

(二) a.每一個人都能對每一種主張進行質疑。

b.每一個人都可以在討論中提出任一種主張。

c.每一個人都可以表達它自己的態度、願望與需求。

(三) 沒有任何一個言說者在完成(一)與(二)所賦予他的權利時可以被在 討論之內或之外的宰制性的強迫所阻礙。

在此(一)是討論過程的「公開性」(Öffentlichkeit)原則,(二)是討論參與者的「平等性」(Gleichberechtigung)原則。(三)是討論情境的「無強迫性」(Zwanglosigkeit)原則。以這些原則所形構的一種理想的言談情境(ideale Sprechsituation),是我們在參與一個討論中必然已經預設的。**13**

本章結語

透過對於Toulmin的論證理論的共識理論解讀,使得哈伯瑪斯能在對話倫理學的實踐討論中,動態地整合個例主義的決疑論與原則主義的中層原則理論。因為任何的實踐討論都是針對具體的道德相關議

---

13 請參見林遠澤(2003: 420)的說明。

題而展開的。實踐討論的開放性使得所有的討論參與者，都可把他們對於案例的情境解釋，帶入到道德規範的應用討論中。同樣的，在實踐的討論中，如果參與者要透過討論以追求共識的形成，那麼他們就都得在原則上遵守討論的規則。然而在討論規則中的公開性、無強制性與對等性，即已涵括了中層原則所強調的四原則的精神。因而對話倫理學可以為醫學倫理的教學提供最終的應用倫理學方法論基礎。透過對話倫理學，我們可以把教學看成是一種討論性的對話溝通活動。透過案例的討論，如果我們能培養學生具有參與生命醫學倫理學的道德爭議的溝通討論能力，那麼在醫學倫理教學中，預期學生最後能夠結合理論與實務的理想目標就因而具有達成的可能性。

II 護理的關懷倫理

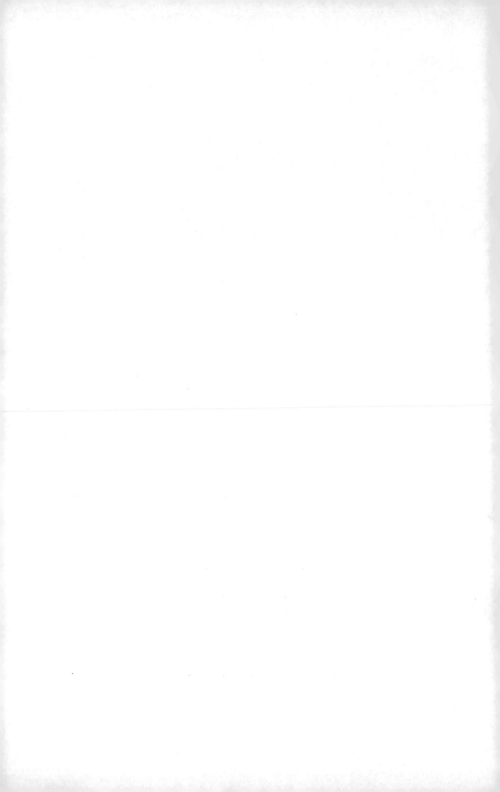

第二章 從醫學技術主義回歸人道關懷如何可能？

——試論醫護人文教育的關懷倫理學基礎

　　醫療的目的是恢復病人的健康，但健康卻不只是沒有疾病而已。「世界衛生組織」將健康定義為：「健康是身體、心理及社會的完全良好狀態，而不僅是沒有疾病或者沒有身體虛弱而已」（Health is a state of complete physical, mental and social well-being and not merely the absence of disease or infirmity）。這個定義反映了全球有識之士對於健康照護必須從醫學技術主義回歸人道關懷的基本共識。相對於過去醫學僅專注於對身體「疾病」（disease）的治療，世界衛生組織在此更強調，必須能同時療癒那些屬於心理層次之主觀體驗的「病痛」（illness），與消除那些原屬於社會文化的型塑，卻強加於個人的「患病」（sickness）之認定，以達到個人完全良好的狀態（well-being）。[1]從生理性疾病的治療擴大到對個人心理與社會存在之良好狀態的重視，這使得醫療教育同樣必須從自然科學所制約形成的醫學技術主義，回歸以人道關懷為基礎的醫學人文主義本質。

　　人文主義強調以人為本，因而在醫護人文教育中，所謂的醫療人文化之宗旨即是指回復「以病人為中心的醫學」（Patient-centred Medicine）。我們說世界衛生組織對於健康的定義，是從醫學技術主義「回歸」人道關懷。這表示，醫學不僅是一門科學或技藝，而是它原本就是一種以人為本、關懷他人的倫理。「以病人為中心的醫學」是從批判只重視治療身體器質性疾病的醫學技術主義出發的，但是我們也不能遺忘，醫學技術主義本身仍是從醫學的內在關懷所產生出來的自我要求。正如大家耳熟能詳的《希波克拉底誓詞》（Hippocratic Oath）所做的宣稱：

　　　　基於我的能力和判斷，病人的利益，我必優先考慮。對病人有害

---

[1]　關於Disease, Illness與Sickness在生理、心理與社會層次上，分別代表不同意義的疾病概念，及此區分對於討論健康照護的重要相關性，請參：Hofmann, 2002: 655f.。

的，都被禁絕，我將謹守此分際。

希波克拉底主張，必須以病人的利益做為優先考慮，這顯示西方醫學之父原即提出以病人為中心的醫學倫理要求。在此所謂「病人的利益」，當然可以廣義地涵蓋上述世界衛生組織對於身體、心理與社會完全良好狀態的要求。然而，正如希波克拉底強調「以病人為中心」的醫學倫理學，必須建立在醫師的「能力」與「判斷」的基礎之上，西方醫學傳統一直著重於：透過自然科學的訓練以培養治療疾病的能力、透過問診的溝通技術以培養能夠對症下藥的診斷能力，並在必要的時候要求培養道德推理的能力，以能夠優先維護病人的利益。

相對於此，中國唐代名醫孫思邈在《千金要方・大醫精誠》中，則指出另一種以病人為中心的醫學倫理模式，他說：

> 凡大醫治病，必當安神定志，無欲無求，先發大慈惻隱之心，誓願普救含靈之苦。若有疾厄來求救者，不得問其貴賤貧富，長幼妍媸，怨親善友，華夷愚智，普同一等，皆如至親之想，亦不得瞻前顧後，自慮吉凶，護惜身命。見彼苦惱，若己有之，深心悽愴，勿避嶮巇、晝夜、寒暑、飢渴、疲勞，一心赴救，無作功夫形跡之心。如此可為蒼生大醫，反此則是含靈巨賊。

孫思邈在此所強調的，並非是基於醫師專業的醫療能力與判斷去考慮病人的利益，而是著重於先建立視病猶親（「皆如至親之想」），「發大慈惻隱之心」的醫病關懷關係。

希波克拉底與孫思邈的醫學倫理觀，都是以病人為中心的。但究竟何種醫學倫理模式才能真正達到以病人為中心的醫學人文主義理想，並因而可以做為醫護人文教育的倫理學基礎，卻還是一個有待澄清的問題。本章試圖透過當代女性主義關懷倫理學的洞見，論證能使

醫學技術主義回歸人道關懷的基礎，即在於在醫療人文化的過程中，能夠建立並維持醫病之間的關懷關係。本章採取關懷倫理學的進路，是因爲考慮到在西方醫學倫理的發展中，從希波克拉底誓詞強調以病人利益爲優先考慮的病人中心主義開始，都主要是站在西方正義論的傳統，強調對個人獨立自主與地位平等的尊重。但做爲公平的正義理念，或追求個人獨立自主的精神，是否能恰當地說明介於醫病之間特殊的關懷關係，仍值得我們深思。

再者，當代醫學倫理雖然已經開始反省他們基於自然科學對疾病的病理學研究，所自然產生的技術主義傾向，而逐漸要求透過人文科學的現象學—詮釋學方法論、或溝通理論的技巧，來培養對於病人主觀體驗的病痛能有同理心的理解；並在生命醫學的原則倫理學中，要求訓練臨床道德推理的能力。但問題在於，這些著重培養溝通技巧、具有詮釋敘事的意義理解能力，與在規範衝突的兩難情境中，能透過道德推理的訓練做出適當的臨床醫療決策之能力，是否即是醫學在超越技術主義的意識形態後，醫學人文主義所要追求的最高目標？或者，我們可以問：透過著重溝通技術、敘事詮釋與道德推理的醫護人文教育，是否即足以使醫護人員能夠肯認，他們必須將病人視爲具體、特殊的存在主體而加以尊重？這些似乎都還是很可以討論的問題。

女性主義關懷倫理學強調對他人的關懷責任與對人際關係的維持。在對人際關係的交互主體性建構上，女性主義關懷倫理學反對對他人僅採取一種現象學描述式的「同理心」（empathy）理解，而要求有情感投入的「同情」（sympathy）回應；關懷倫理學批判正義倫理學基於男性孤獨自立的自我意識所形成的義務意識，忽視了對特殊他人在其具體情境脈絡中的關懷責任。女性主義關懷倫理學對於西方以男性爲主導的正義倫理學的批判，事實上正好提供了我們在希波克拉底誓詞之外的醫學倫理的理解。亦即如果醫病關係正是建立在人我

共同面對疾病現象的存在時，透過彼此相互感動的回應而自然產生關懷與被關懷的關係之上；那麼女性主義的關懷倫理學模式，就似乎遠比在正義倫理學中，依民主政治的法律地位平等，或依消費者至上的商業契約模式，所理解的以病人自主為核心的醫學倫理更為恰當。

對比於女性主義的關懷倫理學，當前醫療人文化的途程顯然走的還不夠遠，他們在標示護理倫理學的關懷倫理學復興的里程碑之前，就已經停下了腳步。相對的，女性主義關懷倫理學原可以做為闡釋整個醫護人文教育的倫理學基礎，但她們現在卻也經常被侷限在男性醫師／治療（cure）vs.女性護理師／關懷（care）的醫療分工體制中。關懷倫理學很可以做為護理專業倫理的道德基礎，而關懷倫理學的出現也的確為護理倫理學帶來了復興。但我們一旦依治療與關懷的分工，把著重自律與正義的醫學倫理與著重關懷的護理倫理區分開來，那麼原先有希望能使醫學技術主義回歸人道關懷的醫療人文化之倫理學基礎，卻又可能在醫護分工的設計下，被道德的性別化所造成的職場性別不平等所瓦解。

本章因而將首先就醫病關係之諸種模式的轉變，說明在當前醫學倫理中，追求病人自主的醫病模式，並不能完全實現以病人為中心的醫學人文主義理想；接著，透過對於當代護理倫理學的關懷倫理學復興之追溯，我將試圖闡釋內在於護病關係中的關懷概念之本質，以說明關懷倫理學在從醫學技術主義回歸人道關懷的醫療人文化過程，所能產生的理論貢獻；透過這兩方面的說明，我將在本章的結論中指出，在整個健康照護的體系中，治療與關懷是不可分的。換言之，唯當我們能掌握到內在於關懷倫理學中的關懷意識，並能在醫療過程中建立並維持醫病之間的關懷關係，那麼從醫學技術主義回歸人道關懷才有其在理念轉變上的可能性，而這也正是當前醫護人文教育所亟需澄清的倫理學基礎。

一、以病人自主為核心的醫學倫理之侷限

　　醫學涉及的是人類生命存活的問題，因而在所有的自然科學研究中，醫學與人文科學最為接近。世界衛生組織定義健康不只是沒有疾病，而是身體、心理與社會的完全良好狀態。這表示，在醫學的研究中，完全依賴自然科學對於身體疾病的研究是不足的，它必須包含對人的主觀體驗的理解與人在社會上的其他價值的重視。世衛對於健康採取廣義的理解，它把醫療的目的從疾病的克服擴展到人存在的良好狀態的達成，這種從醫學技術主義回歸人道關懷的覺醒，從外部因素來看，雖然是來自於病人自主意識抬頭的衝擊；但從醫學內部的因素來看，卻也可以發現，醫療人文化原即遵循著醫學本身進步發展的邏輯必然性。當前在醫學教育體系中對於醫護人文教育的重視，無疑是與醫療人文化這個醫學進步的內在目的性相一致的，我們底下因而即從醫療人文化的可能性談起。

(一) 希波克拉底倫理

　　從醫學進步的必然性來看，長期以來的醫學進步已使得多數大規模的傳染病幾近絕跡，醫學研究的對象轉而以身體的器質性疾病為主。這些研究主要奠定在病理解剖學或病理組織學等生物醫學的自然科學研究之上。在生物醫學的自然科學研究方法論中，疾病被界定為細胞或器官組織病變所產生的身體機能障礙。這種疾病的觀點，是為了方法論的目的，刻意忽略各種疾病都是透過情緒與身體因素的互相

作用而產生出來的事實。在當代社會中，身體器質性之外的疾病比例已經明顯提高，這使得生物醫學在方法論上刻意忽略身心互動關係的合法性消失。身心病痛（psychosomatic illness）方面的疾病，在患病人口中所占的比例已經愈來愈高，這反映在20世紀60至70年代的醫學倫理文獻中，即是對於全人（whole patient）醫療的重視。（Reich & Jecker, 1995: 334f.）醫學不再只專注於疾病的治療，而必須是以「病人的生命品質」（Quality of patient's life）為核心。而且醫療保健的範圍也從醫院擴展到公共衛生的預防醫學領域。

就此而言，醫療人文化不僅是一種道德的要求，而是它本身就是一種醫學進步的內在發展過程。醫療人文化的發展過程是否能達到人道關懷的目的，可以用它脫離以實證的自然科學為基礎所產生的技術主義意識形態宰制的程度，與其是否已達到以人為本的目標來衡量。醫療人文化的訴求，並非要降低科學研究在醫學中的重要性，而是要去除醫學在自然科學的方法論訓練中，習於採取客觀化與對象化的研究態度，而形成對其研究對象──「人」，採取「物化」與「去人性之客體化」的意識形態弊端。如果我們把醫療的目的只狹義地理解成對身體疾病的去除，那麼依據生物醫學的自然科學概念，我們即必須對病人採取客觀觀察的態度，並把我們在生理化學方面的知識，應用於我們所面對的身體細胞或組織的病變之上。在此病人將只是一具在身體機能上有障礙的醫學樣本。這種客觀觀察的科學實證態度，做為一種技術操縱的手段，配合當前醫療體系高度分工與組織化經營的外在條件，病人整體性的物化、支解化，與醫病關係的商業化，似乎是很難避免的結果。

在僅以疾病的去除為目的的醫學技術主義意識形態下，傳統醫病關係的「家長主義」（Paternalism）模式被變相地加強了。在技術主義的意識形態下，醫師主要透過儀器的診斷與各種數據的解讀來取代與病人的溝通互動，醫師依據科學數據的研判，單方面地告知病人

身體狀況的事實，並直接採取治療的手段。這種單向決策，貫徹自身的意志而不容質疑其權威的態度，被視為是在醫病關係中家長權威主義模式的來源（強義的醫學家長主義）。但由於醫病關係的家長主義模式是內在地由醫學技術主義的自我要求所產生的，因而惟一能對醫學家長權威主義模式提出挑戰的，只有訴諸於民主政治或商業契約模式中的病人自主意識。病人自主性的要求，在此並不一定是出於人格尊嚴的覺醒，而更多的是隨著醫療體系商業化所產生的消費者至上主義。在一個以服務業自居的醫療體系中，醫師對於病人而言，當然不能再自視為家長式的教育者或監護人，而頂多是一個提供專業諮詢的顧問。強調病人的知情同意權，以使病人能共同參與醫療決定的病人中心主義，因而成了當前醫病關係的主要指導模式。

透過對生物醫學之技術主義意識形態的批判，出於醫學人文主義的人道關懷，試圖建立醫病之間的交互主體性，以避免在技術主義中造成病人的非人格化。醫學因而開始跨出單單做為「科學」（science）的限制，而走向醫學做為「技藝」（art）與「倫理」（ethic）的醫療人文化過程。就醫學做為技藝而言，醫學的研究不再只限於對身體器質性疾病的治療，而是更全面地深入因身心（甚至社會因素）相互作用所產生的機能性疾病。亦即除了觀察病癥、檢驗病灶的身體疾病治療之外，理解病人的病痛（illness）經驗，亦愈來愈被視為是能夠做出更正確診斷與更有效治療的基礎。理解病人主觀體驗的病痛，並不能透過科學儀器的檢驗與數據的解讀而為之，醫師因而必須培養「溝通技術」，以及「同理理解」的能力。而在重視病人權益方面，則需培養道德推理的能力。能擁有良好的自然科學的醫術訓練；具備溝通技巧與同理心的理解，以做出恰當的診斷；並能以病人的權益為中心而做出正確的道德推理，這即實踐了每位醫師在希波克拉底誓詞中所宣示的：「基於我的能力和判斷，病人的利益，我必優先考慮」的醫學倫理要求。

(二) 同理心與道德推理的技術化

　　現在問題在於，透過對話的技藝所實行的同理心理解，是否就已經算是脫離了醫學的技術主義的限制？透過道德推理以維護病人的利益，是否就可以看是達成以病人為中心的人道關懷？我認為這兩方面的答案可能都是否定的。

　　為了避免不正確的診斷與無效的治療，同時也因當代人罹患身心方面的疾病比例逐漸增高，以病人的生活品質做為全人醫療的理念曾經盛行一時。在此理解他人的病痛經驗成為醫療重要的工作。病痛是一種個人主觀的體驗，其理解必須透過在人文科學中的現象學描述或詮釋學理解的交互主體性方式來達成。在另一方面，則因為為了避免情感的介入而影響判斷的客觀性，或個人的情感投入太容易因挫敗的經驗而掏空，因而Menninger等人在過去即已強調「超然的同情」（compassionate detachment）之觀念。他們試圖在「同理」（empathy）與「同情」（sympathy）之間做出區隔。如同Menninger說：「要有同理心地感受病人的經驗，而不要同情地介入，以免醫師理性而有效的醫療判斷被情緒的介入所傷害」。（Reich & Jecker, 1995: 334）

　　由此可見，全人醫療的觀點雖然強調對他人體驗之交互主體性理解的重要性，並因而強調醫學在自然科學的研究之外，在人文科學訓練方面的必要性。但是這不表示，至此醫學已經能擺脫技術主義的意識形態，而達到對人道的關懷。學者Tong即指出，同理心只是一種屬於「情緒智能」（emotional intelligence）的認識論的技術。她稱此為「同理心的認識論技術」（epistemological skill of empathy），這並不是有同情心的倫理美德。透過敘事溝通的技巧與同理心的理解，我們更能理解病人的情況與需求，但Tong卻也正確地指出：「敘事

的倫理學並非是眞正的倫理學，它毋寧是一種認知的方式。這種認知的方式不僅對於優秀地實踐醫學而言是必要的（此即有德行地實踐之），對於優秀地實踐其他專業或優秀地過生活也是必要的……爲了能夠達成全人的療癒而不只是治療他們的疾病，醫師同時需要科學性的知識與敘事性知識這兩者」（Tong, 1998: 133）。這顯然表示，Tong也認爲同理心的理解仍然只是醫學技術主義的一種要求，而還不是人道關懷的道德基礎。

此外，在當代社會中，由於公民共同平等地參與民主決策的生活模式，與在自由經濟體制中消費者至上的商業氛圍，使得基於家長主義之慈悲模式（而非權威模式）的傳統醫學倫理，遭到高漲的病人自主意識與消費者權益意識的強烈挑戰。原先在醫學家長主義的慈悲模式中（弱義的家長主義），醫護人員就像父母，他們做爲維護子女（或病人）利益的監護人，得以在有利與不傷害的前提下，有爲子女（或病人）做必要決定的行動空間。但現在，在病人自主的醫病關係模式中，卻必須先預設一個獨立而能行使其自主性的病人做爲醫療共同決策的行爲人。這使得原先在仁愛與不傷害原則的前提下，所許可的醫學特殊干涉權，必須更多地被知情同意權的病人自主模式所替代。醫師的醫療實踐必須經由生命醫學倫理學的道德證成，而使病人的利益能在病人知情同意的自主意識表示之下，根據本具融貫性的道德規則系統的推理，而共同做出正確而客觀的決定，從而確保病人的權益。在醫學的倫理中，以病人自主爲核心的四原則理論因應而生，在當前醫療人文化的訴求中，以醫學做爲一門倫理所需教育培養的道德推理能力，即以此爲基礎。

我們並不質疑自律（或自主性）理念在道德行爲中所占有的重要性。我們的問題在於，透過原則體系的推理以做出醫療決定的要求，是否眞的能夠脫離醫學技術主義的限制，而達到以病人爲中心的人道關懷理念？我們必須正視的是：在以兩難情境的解決做爲討論對象

的道德推理決策中，病人其實只被視爲是抽象的「普遍他者」（Generalized Other）。在此，病人的具體處境，並不是依據內在融貫的道德原則系統而進行邏輯的演繹決定所必須考慮的要素。正如Ashcroft說，在這種透過規則的選擇以解決道德兩難的道德推理中：「我們的倫理學知識與道德討論的主體仍是醫師，而病人只不過是他們討論的主題。在『我應當怎麼做？』中的『我』仍然是醫師」（2000: 289）。這也就是說，在依據醫學倫理原則以解決道德兩難困境的道德推理決策中，病人做爲一個活生生的人，他在具體處境中所面臨到的問題，或他的身體—心理與社會的完全良好狀態，並未被視爲是具體的問題而得到個別的考量。病人的處境仍然被抽象化，它只是在一套規則推演系統中的一個應用個例。由此可見，病人做爲一個具體的個人，在原則主義的道德決策推理中，仍然是被視而不見的。

(三) 家長主義或病人自主？醫病關係的二律背反

原則主義的道德推理主要是「醫師面對兩難的倫理學（ethics of doctors' dilemmas）」，這還不能充分代表「以病人爲中心」的人道關懷理念。「以病人爲中心」必須重視個別病人所面對的具體情境，因而Ashcroft在他對原則主義的批判中指出：「如果我們把病人放在情景的中心，我們就比較無法接受兩難導向〔的醫學倫理學〕。兩難的形式會很自然地把醫學所面對的情境，連繫到一種二者擇一的界限情境（point-like choice situation）之上。然而在病人的生活脈絡中，很少有選擇只能是二者擇一的；結果與選擇的系列通常是含混而開放的。敘事倫理做爲德性倫理的補充（以及在護理圈子內很流行的關懷倫理）所扮演的角色，是在病人的生活故事（patient's life-story）

中，處理做決定的問題」（2000: 289）。原則主義試圖在醫學的工作性質中，找到一些普遍必然的道德真理，以推演出醫病之間所應遵循的倫理。但這不僅容易為各種法律與規章所取代，在這種基於道德推理的醫病關係中，醫病之間的「關係」，更可以說根本是沒有關係的。

　　原則主義的醫學倫理忽視以病人為中心所需考慮的情境具體性，因而仍視病人為普遍抽象的他人。就此而言，在醫學技術主義中，對他人採取客體化的態度就還是無法擺脫的。醫學倫理學的原則主義雖然強調以病人的自主性為導向的醫病關係，但他卻還未達到醫療人文化所要求的人道關懷。因為從醫療實踐的實然層面來看，如果我們把病人的自主性理解成病人能對治療做出最後的決定，那麼這當然在某個意義上削弱了醫學的專業性，而使病人陷於無助之中。而在另一方面，如果在醫學人文主義中，以病人為中心的病人自主模式是以消費者至上的商業模式來理解，那麼這將會造成醫療體系之系統性地不負責任；並使得生命的價值完全被商業的邏輯決定。例如當前在基因科技的研究基礎上，採用基因醫療或基因篩檢等人類生殖醫學或優生學，都一再出現放任做為消費者的「病人？」有自主選擇權的自由化要求，即其顯例。再者，以病人自主為導向的醫病關係，在醫療資源有限的前提下，也很可能會與醫療正義的考慮相衝突。

　　更基本的是，以民主與商業的契約論自主模式來理解病人中心主義的醫學人文要求，更可能完全背離醫病關係的本質。學者Thomasma即指出，強調病人自主並不能正視到醫病關係的實質。他說「病人自主的模式忽視了疾病對於『人格整全』（personal integrity）的衝擊」，因為：

　　最簡單的臨床治療經驗都會顯示，患病的人會變得憤怒與恐懼，這些將凌駕他們在冷靜時所做的判斷。病人跟他的身體產生了

新的關係，身體變成會挫敗他們的物體。病人被他的疾病與身體所占據，並被迫重估他們（生命）的價值與目標。疾病的這些基本特性深刻地改變了「個人的整體性」（personal wholeness），同時也改變了我們對「個人的自主性」（personal autonomy）的諸種假定。（Thomasma, 1983: 245）

Thomasma在這裡看到一個在醫病關係中非常本質的問題，因為我們過去習於在民主身分或職業角色的立場上，把醫病關係一般地視為是平等的公民關係的一個側面，或特殊地把醫病關係視為是消費者與服務業之間的商業契約關係。而卻未能從疾病的本質意義，來看待醫病特有的「關懷」與「被關懷」的「關係」。其實，是疾病的存在才使醫病有一定的關係，病人需要協助而醫療人員提供關懷照護，這種關係並非民主關係的相互平等獨立或商業性的契約關係。Thomasma因而認為病人自主的模式並不一定適合於醫病關係，反而是弱義的家長主義更合適於醫病之間的關係。強義的家長主義是在技術主義的操縱之下，毫不考慮病人的同意而代為決定，這是應該反對的。但若因而轉以病人自主為適當的醫病模式，那麼原出於父母對需要幫助的子女的關懷協助，就會變成被近代民主政治與市場經濟中的原子式個人主義所取代。

二、以關懷為核心的護理倫理學之澄清

　　我們以上已經透過Ashcroft與Thomasma的批判，說明了以病人自主為核心的原則主義醫學倫理學的不足。其中，Ashcroft透過同理地理解病人敘述其生活史的溝通能力，來針對病人具體存在的脈絡做出醫療的判斷，以反對在原則推理中視病人為抽象的他者，並造成醫療人員單方面操控的不當；而Thomasma對於維持關懷關係的重視，也使得他能看出在病人自主模式中的原子式個人主義，將反而會使病人中心的醫病關係產生「去關係化」的彼此冷漠。Ashcroft對於敘事倫理的強調，雖然已經是邁向醫療人文化的進一步，但正如我們透過Tong的澄清指出，敘事倫理原則上還不是真正的倫理，它只是一種具同理理解能力之現象學—詮釋學的人文科學認知技術；而Thomasma想回歸「憐憫」的關懷情感，則仍然不免殘留有家長主義的單方面施捨。因而他們的說法都還不能充分證成醫療人文主義所追求的「以病人為中心」的人道關懷理念。

(一) 女性主義關懷倫理

　　事實上，誠如Ashcroft所見，正當許多學者還在醫學倫理學的範疇中，對於原則主義展開批判與反省的時侯，護理倫理學對原則主義的批判卻早已經走的更遠了。學者Fry在她經常被討論的論文〈關懷在護理倫理學理論中的角色〉（1989）的摘要中，就已經非常明確地說：

　　護理倫理的價值基礎，位在護病關係中人類關懷的存在現象，而不是位在那些著名的醫學倫理學理論，所解釋的病人利益或以權利爲基礎的自主概念之模式中。（Fry, 1989: 88）

Fry之所以能把「關懷」視爲是護理倫理的核心，這是受到女性主義關懷倫理學的決定性影響。女性主義關懷倫理學基於在道德發展心理學中，對於女性獨特的道德意識的發現，而展開對所謂男性正義倫理學的批判。Gilligan從男孩與女孩的人格發展差異，來論證他們日後在處理人際關係的道德意識之根本差別所在。與男孩在弒父戀母情結的發展過程中，趨向於個體化的獨立發展，女孩則由於與母親的親密關係而更重依戀與關係的維持。這種兩性人格結構的心理學發展差異，使他們發展出對於道德問題的不同理解方式。Gilligan指出：「（女孩）比較不傾向學習承擔『普遍他者』（the generalized other）的角色，也比較不會把人的關係抽象化。而是比較傾向培養其能採取『特殊他人』的角色，所必要的同理心與感受〔能力〕的發展」。（Gilligan, 1993: 11）

　　從稍後男孩與女孩在遊戲中對規則遵守，與日後對於成就取向的不同態度中，都顯示這種差異。但西方自蘇格拉底以來的倫理學傳統，卻始終都把正義視爲是最重要的德性。正義理念追求權利與義務對等的公平對待，這必須預設在正義的社群中，每個人都能脫離歷史與文化的具體生活脈絡，而僅基於每一個人都同等的理性存有者身分，追求相互之間的承認。在這種著重正義與自律理念的倫理學背後，恰恰是以每一個人都應追求互相獨立，而不存在任何特殊關係爲基礎的自我意識。這種道德自我的圖像顯然非常符合男性在其人格結構的心理學發展過程中，自然形成孤離分立的自我形象。無怪乎在柯爾柏格的道德發展理論中，一旦依重視正義原則的尺度來衡量，則女性的道德發展相較於男性總是被認爲落後、不成熟的。Gilligan並不

否認正義觀點的重要性，但她卻更迫切地要指出女性關懷倫理的另類聲音被忽略了。我們不僅只有在男性觀點下的道德正義觀點，也有在女性觀點下的道德關懷觀點。所以她說：

> 女性把道德問題建構成在關係中的關懷與責任的問題，而不是把它們建構成權利與規則的問題。她們的道德思維發展，因而緊繫於她們對於責任與關係之理解的改變；正如同道德做為正義的概念，是緊繫於對平等與相互性的理解一樣。因而在關懷倫理背後的邏輯，是關係的心理學邏輯，這可與顯示正義進路之公平的形式性邏輯相對比……她們把道德問題定義成，施行關懷與避免傷害的義務。（Gilligan, 1993: 73）

　　在正義的觀點中，每一個人都是獨立自主而不互相統屬的原子式個人。惟當人們在生活的空間中彼此碰撞，而產生解決衝突的需求時，我們才需建立公平的道德規則，來規範彼此間的行為；然而關懷的觀點卻是在一開始，就著重於維護原先即已存在之互相依賴的人際關係。因而Gilligan說關懷倫理的觀點是：「把世界看成是由關係而不是由孤立的個人所構成的，世界是經由人的關係，而不是經由規則系統而統貫起來的」（Gilligan, 1993: 29）。人類原有相依賴的關懷關係，做為另一種看待道德問題的意識，這種發出女性聲音的「女性關懷倫理」，其後被Noddings建構成一種比正義或自律的倫理學更根源的「女性關懷倫理學」。Noddings從海德格的存有論出發，把「關懷」這種人際相遭遇的存在事實，視為是人之在世存有的基本事實。他在《關懷：倫理學與道德教育的女性進路》（1984）這本著作的〈導言〉中說：

> 何謂關懷與被關懷？對此的分析將占據許多篇幅，因為關係將被

視爲是存有論的基礎，而關懷的關係則將被視爲是倫理學的基礎。就我們的目的來說，「關係」可被想成是「一組有秩序的配對」（a set of ordered pairs）。它是由一些描述（配對的）成員之間的感動（或主體體驗）的規則所生成的……我們以關係爲存有論的基礎，這純粹只是意指，我們承認人們的相遭遇，與有感動地互相回應，是人類存在的基本事實。（Noddings, 2003: 3-4）

Noddings把人與人之間的關懷關係視爲是人類存在之基本事實的存有論關係，這使得關懷的意識並不只是女性的心理學人格特質而已。這種因其做爲人存在之基本事實，而具存有論涵義的關懷關係，比人爲要求的正義更具有根源性。它因而可以進一步從心理學的人格發展理論，深化成超越以自律與正義爲核心的義務論倫理學的關懷倫理學。Noddings定義「關係」是一種「有秩序的配對」，亦即指關係始終是，存在於兩個以上能夠相互回應的關係者之間的關係。在存在的相互遭遇中，對偶的雙方若能有感動地互相回應，即形成一特殊的關懷關係。這種人類此在相遭遇的共在性關係，做爲最基本的人類存在的事實，是討論道德關懷關係的存有論基礎。在存有論層次上的關懷，因而是指基於人類彼此相互感動回應的存在事實，所形成的「自然關懷」（natural caring）。Noddings認爲這種「自然關懷」，類似於Hume所言的「自然情感」，是推動人類採取道德行動的根源。（Noddings, 2003: 79f.）一旦我們受回想自然關懷的愉悅所推動，而想在人類的關係中維持這種自然關懷的繼續存在，那麼要求採取「倫理關懷」（ethical caring）的道德行動就產生了。就此而言，Noddings才說：「關係是存有論的基礎，而關懷的關係則是倫理學的基礎」。

Noddings對於關懷關係的理解因而是在存有論─倫理學的層次上，重新詮釋了Gilligan在心理學層次上所說的：女孩對關係的態度

「反映了人類最原初的社會關係模式」（Gilligan, 1993: 11）。以我們現在討論的醫病（或護病）關係為例，醫病關係原即一種關懷與被關懷者之間的一組配對關係，這種關係是由介於醫護人員與病人之間相互感動的關係所構成的。這種最原初的社會關係的模式，最好能夠用中國儒家的倫常關係來說明。就像父子、夫婦、兄弟、朋友都有各自配對的互動關係一樣，有的人我關係是對等的（如朋友關係）、有的則是不對等的（例如父子關係）。他們雖然都各有其特殊的自然關懷關係（「見父知孝、見兄知悌」）。但當他們都要求維持構成在自然的父子關係或朋友關係中的那些關懷關係，並以此做為制定具體的道德規範的基礎，那麼他們就同樣是在做實現倫理關懷的道德要求。近代國家的興起做為一種人為的政治體制，為求得平等的公民關係，以建構以法治為人際關係之基礎的國家生活，因而要求人與人之間維持沒有考慮任何關懷關係之獨立自主的個人主義形態。這種原子式的個人主義做為國家自我證成其存在正當性的基礎，才以抽象而獨立的法人或公民地位，來做為建構個人間權利與義務對等的規範性基礎。

當代醫學倫理受民主─商業社會氛圍的影響，一樣高舉病人自主模式，做為醫病關係或醫療人文化的標竿。但正如我們前面透過Ashcroft與Thomasma所批判的，這種以自主性為標竿的醫病關係，事實上已經在一開始就脫離了醫病「關係」中的關懷關係。把醫病關係化約為公民之間的政治性關係或消費者之間的商業性的關係，就好像我們要把父母與子女之間的關係化約成路人之間的關係一樣。這樣要談論醫病之間的醫學倫理關係，即如緣木而求魚。就女性主義的關懷倫理學而言，道德義務並不來自於道德的理性證成，而是來自於情感的回應。她們不是透過道德規則的演繹體系，來推理論證何為應然的行為，而是透過有關係的另一方對於她們的依賴程度，來決定她們承擔關係責任的回應強度。這使得關懷倫理學不把道德視為規則演繹的幾何學問題，而是就每一個特殊他人的具體情境所做的負責任回應。

(二) 關懷概念的護理倫理學分析

透過Noddings關懷倫理學的啓發，Fry不只是從醫師通常是男性，而護理師通常是女性的社會事實，來說明適用於醫師／男性的正義倫理學（及其在醫學倫理學中強調病人自主的原則主義），並不適用於護理師／女性的關懷倫理學（因爲護理師在醫療體系中主要不做醫療決策，而是做照顧的工作）；而是她看到當前仍或多或少體現在護理照護工作中的「人類關懷的存在現象」，才是使護理照顧眞正具有道德意義的「價值基礎」。醫師在醫療的分工中主要承擔了「治療」的工作，因而他們在能力與判斷的教育上，透過自然科學的醫術訓練或人文科學的溝通技巧（即使這部分也已經大都爲儀器的檢驗所取代）的訓練，已經難以去除其醫學技術主義的形塑，治療的技術主義更透過醫療分工而被正當化。因而即使醫學倫理再三強調「以病人爲中心」，卻始終達不到醫療人文主義的理想。

Fry的論文主要是以Noddings的女性主義關懷倫理學爲基礎。她反駁Pellegrino把關懷倫理視爲只是醫護人員對於病人的利益負有義務，所衍生出來的行爲要求，她並透過重新詮釋Frankena的道德觀點理論，說明關懷並非是做爲對病人有更好照顧的一種工具性的要求，而是一種人性的根本尊重。但由於她並未對關懷的概念做出詳細的分析，因而她的洞見並未被充分理解，反而招致許多基於誤解的批評。以下我們正好可以透過其他護理倫理學者對於Fry的批判，更進一步闡釋關懷概念在醫療人文化的過程中，所可能扮演的重要角色。

在對Fry的眾多評論中，Curzer的評論特別重要。Curzer認爲Fry把關懷視爲是護理倫理的核心概念，但這可能只是一個瑣碎而沒有太大意義的主張。主要的關鍵在於她認爲Fry並沒有在：(1)關懷只是做爲對病人的「照顧」（take care of），或者是涉及對於病人的

「關心」（caring about）；(2)關懷是一種「存在樣態」（mode of being），或「美德」（virtue）；(3)關懷只是一種「工具性的善」（instrumentally good），或既是內在的又是工具性的善，還是僅是「內在的善」（intrinsically good）之間做出區別。（Curzer, 1993: 174-177）

　　Curzer認為以關懷倫理學為基礎的護理倫理學，若僅以是否有感情投入的關心（care about）為主，那麼這並不能為護理倫理學增加什麼。因為有無關心的介入並不重要（甚至一旦以情感的關心介入護理工作，反而會造成沒有效率、偏袒、私心等一系列負面的問題），以關心的關懷概念為核心的護理倫理學並沒有說服力；而若以「照顧」（take care of）為主，則以關懷概念做為護理倫理的核心，只是一個微不足道的主張，因為護理工作原本即是為病人提供良好照顧的職業。Curzer更反對把關懷當成是「存有的樣態」的說法，她認為這除了訴諸海德格的權威之外，並沒真正的解釋問題，因為道德的應然原即與存有的實然無關。Curzer因而認為關懷最多只是一種護理人員的美德，一個擁有關懷美德的護理人員，不僅更能做到對病人良好的照顧，他本身的態度也同時讓病人感到愉快。因而對Curzer而言，關懷不只具有工具性的善（提供良好的照顧），同時也具有內在的善（讓病人因為關懷的態度本身而感到愉快）。在這個意義上，Curzer既反對Pellegrino只把關懷當成是工具性的善，也反對Fry僅重視關懷所具有的內在的善。

　　透過Curzer對於Fry的批判，我們可以發現做為護理倫理學之基礎的關懷倫理學，事實上包含了三種意義的關懷，我把它們分別稱為：「技術性的照顧關懷」、「態度性的關心關懷」與「關係性的存在關懷」。這三個涵義恰好涵蓋了護理做為「科學」、「技藝」與「倫理」這三個層次的關懷。Curzer對於關懷做為「照顧」或「關心」的區分，事實上涉及的是護理做為一門科學，與護理做為一門技

藝與倫理的區分。護理是一種照護的專業，因而它亦需要自然科學的基礎知識，以使病人能得到完全地康復。在這一方面，做爲照顧的關懷，嚴格說來並不具有護理倫理的獨立性，它更多必須在遵從醫囑的前提下，施行其基於護理科學教育而習得的專業技能。護理倫理在這一方面對於病人的關懷照顧，顯然尚未脫離醫學技術主義的限制，因而也未能達成以病人爲中心的醫療人道關懷之目標。透過Curzer對於Fry的批判，反而凸顯出Curzer仍強調護理的技術主義，並帶有醫學家長主義中的「護理母權主義」的味道。

　　相較於Curzer提出的批評，Jecker與Self更早就認識到take care of與care about之間區分，並強調care about的重要性。她們根據牛津字典的定義指出，在字典定義中，關懷原本即包含有兩個意思。第一，關懷意指：「對任一事物的關切所產生的一種操心狀態」（a burdened state of mind arising from…concern about anything）；其次指：「基於護衛、保護、保障的目的而做的照顧」（oversight with view to protection, preservation, or guidance）。前者指的是一種主觀的關切狀態，後者則是指一種能找出或護衛他人利益的活動。Jecker與Self把第一個意義的關懷（care）稱爲「關心（care about）」，而把後者稱爲「照顧（take care of, care for）」。（Jecker & Self, 1991: 294）照顧是一種「技術」（skill），而關心則是一種「態度」（attitude）或「情感」（feeling）。「照顧」依醫護人員對於醫護技術的熟習程度，而有照顧的好或壞（good or poor）的差別；然而「關心」的好壞，卻只能視他人感受的深淺程度而定。由此區分我們就可以理解，照顧做爲一種護理技術仍是以醫護人員爲主的護病關係，然而惟有關心的態度才是以病人的感受爲主的護病關係。她們因而進一步說：

　　我們可以說，凡能關心病人的醫護人員，在他們做認知或情緒上的決定時，都會把病人的福祉（welfare）視爲是最重要的事。關心要

求（醫護人員）始終要把病人最大的利益（best interest）放在心上。相對地，會照顧病人的醫護人員，即是能對病人的需求（need）做出審慎的思慮與持續地回應。照顧在其個案地、優秀地執行中，所涉及的是要能夠判讀出病人的特殊情況與需求。這因而需要培養詢問與傾聽的技術，並且要能夠隨時注意並轉譯那些非經口語表達出來的心緒表跡。照顧因而也要求能培養理解他人主觀體驗的能力。（Jecker & Self, 1991: 295）

由Jecker與Self這個區分來看，Curzer認爲Fry對於護理倫理學的關懷倫理學奠基，僅是強調關心的情感介入，因而不但沒有助益，反而會有弊端的批評，顯示她只是從護理照顧技術的角度來提出批判。透過詢問與傾聽的溝通技術、透過察言觀色以理解病人的主觀體驗，這是護理人員能把醫師的醫療指示，實施到病人身上的必要能力。但這純粹是護理科學的專業技術，它若沒有關心做爲指引，那麼這種理解他人的現象—詮釋學能力的培養，即如前引Tong的批評只是一種「同理心的認識論技術」，這並不具備道德的價值。其實，Fry在一開始就試圖在關懷倫理學中，尋找做爲護理倫理之「價值基礎」的關懷概念之本質。這並不是就護理做爲一種「職業」的護理倫理而言的，而是就護理做爲一種「志業」的護理倫理而言的。

(三) 關懷關係在醫學人文中的本質意義

我們把「關懷」區分成「關心」與「照顧」兩個不同的概念，並不表示這兩者是互相對立的，而是它們都是關懷這個概念所共有的內在涵義。正如一個有醫術而無醫德的醫師，或一個有醫德而無醫術的

醫師都不是好醫師一樣，我們也可以套用康德的話說，就醫護人員而言：「不會照顧的關心是空洞的，而沒有關心的照顧則是盲目的」。關懷是一個整合的概念，它包含了關心與照顧，但是何謂整合的關懷？它是否超出它自己所涵蓋的關心或照顧，而有更廣的涵義。從這個問題出發，我們就可以探討Curzer對於Fry的第二個批判，即關懷除了在同理心的照顧與同情的關心之護理「德性」之外，還需不需要做為「存在狀態」的關懷概念，如果需要的話，那麼在這個意義下的關懷指的是什麼？還是我們根本就不需要有一個在照顧與關心之外的關懷概念？這個討論因而進一步涉及Curzer的第三個問題，亦即就整體而言，關懷在醫療之中是一種內在的善或工具性的善。

我們先從Curzer的第三個問題著手，這個問題是由Fry對Pellegrino的批評所引發的。Pellegrino首先對關懷在醫學實踐中所能扮演的角色提出討論。他認為在醫學中「關懷」可以用四個不同的意義來加以理解。在醫學中「關懷」意指：(1)同情或對他人的關心，在這個意義上關懷即是指能把病人當成是生病的人，而不只是需要我們協助的客體；(2)為他人做他們自己不能做的事，這是協助病人處理日常生活的行動；(3)照顧病人所遭遇的醫學問題；(4)細心而謹慎地實行所有在照顧病人中所必須遵守的程序。[2]按照我們上述的區分，Pellegrino指出關懷在醫學中所具有的四個意義，其中第一個意義顯然可以對應於做為「關心」的關懷概念，而其他三個意義則可說，是更具體地界定了做為「照顧」的關懷概念的詳細內容。

Jecker與Self對於關懷涵義的區分，是為了凸顯關懷概念的不同內容，以強調關心在關懷概念中的優位性。但Pellegrino詳細區分關懷概念的內涵，卻是為了說明就關懷各種不同的涵義來看，關懷倫

---

[2] 轉引自Fry（1989: 94-95）。Pellegrino的原作 "The Caring Ethic: The Relation of Physician to Patient," 發表於1985年。

理在醫護倫理中並，不具有獨立而內在的意義，它其實是從醫護人員對於維護病人的利益所具有的義務中所引申出來的要求。因而在醫學中，關懷最終只能具有工具善的價值。前述在Jecker與Self的區分中，無論是關心的關懷所著重的病人「福祉」（welfare），或照顧的關懷所著重的病人「需求」（need），都可包含在對病人「利益」（interest）或「善」（good）的概念中。Pellegrino因而認為在醫療中，凡是稱得上是道德上善的醫療決定，都必須包含對病人而言的善。而且這種對於病人而言的善，可以分別從以下三方面來加以考慮：(a)在生物醫學意義上的善、(b)病人自己對於善的概念、(c)對病人做為人最恰當的善。（Fry, 1989:95）

　　前述在(2)(3)(4)的意義上，做為「照顧」的關懷，其目的都在於達到在(a)生物醫學意義上的病人利益（善），這個目的簡單地說即是治好病人。在(1)做為關心的關懷意義上，它所要達到的目的則是針對(b)病人對自己的善的概念，與(c)對病人做為人最恰當的善，這因而產生了歧義性。關懷(b)涵義的善，是指尊重病人自己的價值決定。而關懷(c)涵義的善，則是指尊重病人的人性價值或人格尊嚴。關懷病人自己的價值決定，與關懷病人的人性價值，事實上是不同的問題。但在以病人自主性為主的醫學倫理中，病人的人性價值或人格尊嚴卻與病人自己的價值決定混淆在一起。而依義務論的自律倫理學概念，人的尊嚴即在於人能做自我決定，在這個意義上，關懷(c)涵義的善在大多數的情況下，都將被涵蓋在對於(b)涵義的善的關懷中。換言之，如果關懷倫理是以尊重病人的價值決定做為最後基礎，那麼關懷最終只能具有工具善的意義，因為它只能為病人的價值決定而服務。否則它最多也只是，從醫護人員對於維持病人自我決定的善的義務，而引申出來的附帶行為要求。

　　Curzer認同在工具性的意義上理解關懷的涵義，因為她也認為關懷就是提供病人良好照顧的工作而已。她批評Fry所強調的關懷只是

為照顧的工作增加關心的情感，但這種關心情感的介入，如果不是如她在第一個問題中所討論的，是不必要甚至是有害的，否則它最多只是代表一種德性態度的要求。護理人員如果能具有關心的德性，那麼這種態度對於病人而言就已經是一種內在的善了，因為它本身即具有令病人感到受尊重的內在價值。Curzer因而在德性論的意義下，主張關懷既是工具性的善，也是內在的善。無論是透過培養理解他人主觀感受的同理心，或能關心病人利益的同情心，關懷都只是一種德性，而與做為存在樣態的存有論關係無關。Curzer這個批判如果是對的，那麼Fry引用Noddings的女性主義關懷倫理學，做為護理倫理學的價值基礎，就是畫蛇添足的作法。因為在Curzer所區分的工具性意義與內在意義中，關懷倫理學對於護理倫理學都沒有增加任何有意義的說明。

我們必須再回到Curzer的第二個問題上。關懷在技術性的照顧或態度性的關心之外，有無更深入的本質意義？依Curzer與Pellegrino的觀點來看，這個問題的答案只能是否定的。Fry雖然給予肯定的答案，但她對於做為人存在之存有論樣態的關懷概念，對於醫護倫理所能扮演的角色，卻也缺乏明確的說明。Fry只透過對於Frankena的「道德觀點理論」（Moral-Point-View Theory）的重新詮釋，來說明：「關懷必須奠基於人的道德觀點，而不能奠基在任何理想化的道德行動、道德行為的概念或道德證成的系統之上」（Fry, 1989:89）。她在此要說明的是，按照道德證成的系統所做的道德推理，是女性主義倫理學者一再批判，僅基於男性正義倫理的工程師模式所提出的。關懷倫理不能奠基在任何理想化的道德行為的概念上，則是指關懷倫理不是僅要求做出同情與關心利他的美德。而是如Frankena在論述道德觀點理論中所指出的，道德觀點理論不是指我們必須抱持哪一種特殊的道德觀點，而是指我們必須能夠在「我們的生命中以該種道德性過生活」（living that morality in one's life）。

　　Frankena認為道德觀點的態度是：「對於發生於人與那些有意識感受的存有物本身『不無動於衷』（Non-Indifference）」的態度」（Fry, 1989:97），因而這關係到人格的基本地位與人的尊嚴。Fry在此所要解釋的是，關懷在前述Pellegrino所區分的(1)做為關心的涵義，除了能在尊重病人自主的價值決定之外（b義的善），也能獨立地指涉到病人做為人的善（c義的善）。但問題是她卻把這種意義的關懷當成是一種在Frankena的道德觀點理論中的「態度」問題。如果是這樣的話，那麼Curzer的批判仍是有效的，即關懷的內在意義最多只是一種德性態度的要求，這與關懷做為一種存在的樣態無關。可見，Fry雖然引用Noddings的關懷倫理學，指出他的論文是要證成：「護理倫理的價值基礎，位在護病關係中人類關懷的存在現象，而不是位在那些著名的醫學倫理學理論，所解釋的病人利益，或以權利為基礎的自主概念的模式中」的論點。但是她並沒有成功。

　　Fry等人對於護理倫理學所進行的關懷倫理學奠基，其主要困難在於他們要談護病關係，但他們的著眼點卻都還是以單方面的個人行為為主。不論是Pellegrino把關懷倫理理解成是對病人利益的義務之引申；或Curzer（以及許多的護理倫理學者）把關懷倫理理解成德性倫理學的一種；或Fry依據修正的Freankena的道德觀點理論，把關懷理解為對人性價值或人格尊嚴的一種不無動於衷的態度，這些觀點都是從單方面從醫護人員或從病人的立場，來考慮醫病（或護病）之間的關係，而卻不能一開始就從關懷關係的相互性來考慮醫病的關係。然而，Noddings的關懷倫理學一開始就認為具有倫理學意義的關懷，即在於有意識地去維持或回復，做為人類存在最基本的事實之人我相互感動回應的自然關懷關係。疾病現象的存在，開顯出在病痛存在的界域中，人我相遭遇而互相有感動回應的自然關懷關係。在此惟有做為人與人「相遭遇且有感動地互相回應」的「基本存在事實」能夠先呈現出來，健康照護的醫病關係才能以維持這種醫—病的特殊關懷關

係，而有其存有論與倫理學的基礎。

Fry說：「護理倫理的價值基礎，位在護病關係中人類關懷的存在現象」，這是把關懷與被關懷的關係當成是討論醫學與護理倫理的存有論基礎。沒有這種「人類關懷的存在現象」，醫病或護病關係的問題是不存在的。或者如果存在，也只是商業契約或法律權利的關係，而不是道德的關係。但我們還可以進一步接著Fry說：關切醫病之關懷關係的存在與維持，才是醫護倫理學眞正的基礎問題。在醫護的醫療工作中，若不是有關懷關係的存在，那麼所有的醫療或照顧的科學研究與訓練，或所有的同理心的理解或同情的關心，都只是一種職業性的技術。這樣的話，醫病關係將只能在「家長主義」或「病人自主」的兩難取捨中，繼續產生磨擦與衝突。以關懷關係的維持做爲處理醫病（或護病）關係的道德思考模式，事實可以回到Gilligan對於維持關懷關係的三個階段二個轉折的發展模式來思考。（Gilligan, 1993: 74f.）以這種關懷倫理學的道德思考模式，來爲醫病關係的家長主義模式與病人自主模式之間的對立尋求出路，似乎還有很大的研究空間。

本章結語

我們在本章第一節中，先針對以病人自主爲導向的醫病關係進行了討論。而在第二節中，則對以關懷概念爲核心的護理倫理學做了討論。這並不是表示「治療」與「關懷」是兩回事，好像關懷倫理只是做爲以照顧病人爲專業的護理人員的道德要求，而在醫學倫理中，仍可僅依據原則主義的醫療決策做爲道德判斷的基礎。關懷倫理學如果只是在男性醫師與女性護理師的區別下，單單做爲護理倫理學的基

礎，那麼關懷的道德要求就會被性別化。換言之，女性（護理師）將因而被要求有關懷的義務，這有可能會在職場上被視為是合理化性別不公平待遇的道德藉口；反過來說，如果醫師的治療工作可以不涉及關懷，那麼醫師就無法理解，為何例如臨終關懷也可以是一種治療。它雖然不用積極的醫療技術，卻是一種以關懷為治療的形式，否則醫師對於臨終的病人就必須採取一切可能的治療手段（包括各種侵入性的治療），而這都是我們無法接受的。

我們在第一節分析出，醫學既是一門科學，也是一門技藝與倫理。亦即醫學必須一方面在自然科學的研究基礎上，具有解除病人身體器質性疾病的能力；再者他也必須透過人文科學的現象學－詮釋學的訓練，擁有透過溝通技術以同理地理解他人的技藝（甚至因而在精神分析的醫病對話中，具備療癒心理性疾病的能力）；最後他必須學習倫理規則體系的道德推理，以確保他的醫療決策是以病人的利益為中心的。西方醫學之父希波克拉底所著重的醫學倫理：「基於我的能力和判斷，病人的利益，我必優先考慮」，即在於此。

我們在第二節中，透過多位護理倫理學者對於關懷概念的辯論分析出：護理同樣既是一門科學，又是一門技藝與倫理。護理比醫學更接近人文科學，因而它更強調對人的關懷而非對疾病的治療。護理做為一門科學表現在它做為照顧的關懷能力之上，但在這一方面他仍然從屬於醫學的治療，因為護理人員為醫師的診斷、治療與預後，提供準備治療、支持與恢復的協助。護理做為一種技藝表現在它的同情關心之上，基於同情關心的態度，可以使病人的福祉始終被放在醫護人員的心上，它並因而能使病人感受到他人對其生命存在的支持。護理做為一種倫理在於它能關懷並致力維持在醫病關係中的關懷關係的存在，沒有這種在面對疾病的獨特生命危機時，透過人與人互相遭遇並感動地相回應，所自然產生出來的關懷與被關懷的關係存在，則醫病關係的倫理問題與其道德本質就不會被真正地掌握到。孫思邈在〈大

醫精誠〉中說:「大醫治病……先發大慈惻隱之心……若有疾厄來求救者……皆如至親之想」。這即表示,能先著眼於在醫病關係中的關懷關係的建立,才是真正的「大醫治病」。

最後,我們可以做出明確的回答:從醫學技術主義回歸人道關懷的可能性條件,即在於以關懷倫理學為基礎的醫療人文化過程,而這也同時是醫護人文教育的倫理學基礎。因為如果我們不把治療與照護僅看成是醫師與護理師的職業分工,而是以落實建立與維持醫病關懷關係的視域,來看待整個健康照護的體系,那麼醫師的治療與護理師的照護,其實都是在建立與維持關懷關係的實現。從在醫學倫理中對醫療技術的重視,直到在護理倫理學中對關懷關係的強調,維持關懷關係的醫療人文化過程,即是逐步透過(1)對於醫療與照護的勝任能力的關懷;(2)透過同理的溝通理解與同情的關心,以達成尊重病人權益的關懷;一直到(3)關注於建立與維持那些原即存在於人與人在疾病現象的存在中,透過人我相遭遇之自然感動地相互回應,所產生的關懷關係。在醫護倫理學中,這種存有論的關懷之所以有必要,即因透過這個層次的關懷我們才能真正地脫離醫護職業的專業化,而回到內在於每個人的人性中,對於他人最根本的人道關懷(參見圖四之所示)。

透過本章的論證也顯示,醫學要脫離技術主義的意識形態,而真正達到「以病人為中心」的醫學人文主義理想,必須使關懷倫理學的關懷理念,能在醫療行動中逐步實現出來。本章至此只能先指出促成其實現之理念改變的可能性基礎,至於其實現的真實可能性,則仍有待於醫學教育與醫療體系改革之跨領域與跨學科合作的進一步研究。

圖四：回歸人道關懷的醫護教育系統

醫學教育			護理教育		
科學	技藝	倫理	科學	技藝	倫理
以生物醫學為基礎的醫術	同理心的理解與溝通技巧	規則系統的道德推理能力	需求的照顧（take care of）	同情的關心（care about）	關懷關係的維持（caring）
勝任能力的關懷		尊重病人權益的關懷		對人類關懷關係的存在關懷	
以自然科學為基礎		以現象學／詮釋學／溝通理論等人文科學為基礎		以道德哲學為基礎	
→→醫療人文化：從醫學技術主義回歸人道關懷→→					

第三章　療癒性的交談

——論交互主體性的護病互動關係

　　護病關係是人際互動的一種特殊形式。護病關係的特殊性不僅在於它只發生在治療實踐的場域中，更在於它具有一種介於專業性與倫理性的內在辯證關係。這種內在的辯證關係具有雙重的表現，首先它必須致力為沒有關係的兩個獨立主體，建立能夠互相理解與信任的交互主體性關係。但是它同時又要在為疾病共同奮鬥的夥伴關係中，保持彼此之間的客觀距離。護病雙方必須在一定的治療期間中，從陌生走向親近，再回歸彼此的自主性。學習、建構並透過實踐維持這種在護病互動關係中的雙重辯證性，既是護理工作的專業性所在，也是其倫理性的主要訴求。闡明護病關係的這種人際互動的特殊性，將能為護理這門科學的專業範圍與學科性質，以及對於護理教育的方向與理念提供基礎性的說明。

　　本章將嘗試透過護病互動關係的專業性與倫理性的區分，來說明護病關係在人際互動關係中所具有的特殊性。但這並不是說，本章主張護病之間的專業性與倫理性關係是可以分離的兩件事。護病之間要建立並維持一種相互理解與信任的交互主體性關係，這雖然是一種倫理性的要求，但是它同時也是護理專業能力訓練的核心。同樣的，在治療過程中，保持護病之間的客觀距離，雖然是一種專業態度的要求，但它同時也是一種不破壞護病雙方自主性的倫理性要求。護理做為一門實踐的科學，它所研究與處理的對象都是具體的個人，它對他人所進行的照護實踐同時即攸關他人的生死苦樂。因而護理科學的專業行動本身就是一種人我之間相對待的倫理性活動，這兩者在本質上是無可區分的。

　　建立良好的護病關係既是護理的專業要求，也是護理倫理的主要訴求。但是若不能先在方法論的層次上，對於在專業實踐中的護病關係，與在倫理意義上的護病關係做出區分，那麼在護理教育與護理工作的要求上，就會經常因為混淆了專業關係與倫理關係的分際，而產生護理行為的偏差。最常見的，即是為維持護理的專業性，而過於強

調護病之間的客觀距離，以致於護病關係變成只是雙方為了達成療癒的任務或切身利益，而透過彼此操縱的心理學手段，建立起一種假性的護病關係。或者，為了實踐護理的倫理性，而過於強調彼此之間的親密性，以致於造成病人過分依賴而失去面對自己的能力，或護理師過於投入以致做出不適當的偏私判斷，或因情感能量的快速耗竭，而頹喪挫折並從而冷漠，以致於護病關係不再能被良好地建立起來。

護病之間透過彼此的言語操縱，以使護理師能確保病人會在治療中採取合作的態度，或病人藉此確定護理師會敬業地投入對他的照顧活動中，這種護病關係只是一種缺乏倫理的「操縱性的護病關係」。而在親近的護病關係中，護理師過度投入或病人過度依賴，則是一種缺乏專業的「偏愛性的護病關係」。護理應是既專業又合乎倫理的活動，但是操縱性與偏愛性，卻會使護理活動產生既不專業又不道德的後果。這其中的癥結即在於，不能同時把握住護病互動之既區分又統一的辯證關係。

為說明護病互動關係的專業性與倫理性之間的差別，本章將先借助Janice M. Morse所提出的護病關係類型的解釋模型，來說明在「療癒性的護病關係」（therapeutic nurse-patient relationship）中的護理專業性所在。其次，我將透過「治療」（curing）與「照護」（caring）的區分，來說明內在於護理科學中的倫理性核心。並指出，護理科學除了基本的生物醫學的自然科學知識外，惟有透過「身體現象學」、「疾病詮釋學」與「護病對話的溝通行動理論」這些人文科學的學習與訓練，才能掌握到護理科學做為實踐的技藝，其本身即是一種倫理行動的學科專業本質。[1]通過這些討論，本章最後將嘗試提出

---

[1] 本章所謂的「身體現象學」（Phenomenology of Body）、「疾病詮釋學」（Hermeneutics of Illness）與「護病對話的溝通行動理論」（Theory of Communicative Action in the Nurse-Patient Dialog），是我自己提議的用語。用來指嘗試借用現象學、詮釋學與溝通行動理論等人文科學

基於「療癒性的交談」（therapeutic discourse），所建立起來的一種「以關懷倫理爲核心的交互主體性護病關係」，做爲解釋護病關係的完整模型。

的觀點，與在生物醫學中所習用的「生物有機體的醫學身體觀」、「生理病理學的疾病觀」，與「醫治任務取向的操縱性護病關係」等自然科學—技術實用性的觀點之間做出區分。其各自的理論內容，仍有待於進一步的充實。當前在討論護理哲學或護理倫理的文獻中，對於護理科學的科學性質，不應只用自然科學的理論模式來加以界定，已經提出非常多的反省。請參見 Blondeau（2002）等人的討論。應用現象學、詮釋學、後現代理論等等不同的理論，來爲護理科學做哲學的解釋似乎早已經蔚然成風。但哲學理論喧賓奪主，或理論套用浮濫的問題，似乎也有必要做適度的澄清。本章的目的之一，因而也在於嘗試透過護病關係的解釋架構，來說明各種哲學理論在醫護哲學中的可能定位，以及它們之間的關係何在。

一、療癒的護病互動關係的專業性要求

　　Hildegard E. Peplau在1952年出版的《護理的人際關係》（Interpersonal Relations in Nursing），一般被視為是討論護病關係的鼻祖。對於Peplau來說，護理科學既不能化約成經驗科學，也不只是從屬於醫學的助手工作而已。在Peplau的影響下，護理學嘗試脫離「疾病的模式」（Disease-Model），而把護理獨具的專業領域放在同理地理解病人對病痛（illness）狀況的反應之上。[2]Peplau認為護理的目的不只是治療疾病，而在促進個人存在的良好狀態（well-being）。他因而將「護理」定義成：「一種有意義的、療癒性的、人際的過程。她與其他人合作地運作使個人在社群中的健康得以可能的過程……護理是一種教育的工具與成熟的助力，其目的在於提升人格往具創造性、建設性與有生產力的個人生活與社群生活的方向上發展」（轉引自Gastmans, 1998:1315）。

　　護理的科學性質既然是做為一種在療癒性的人際互動過程中，對病人病痛反應的理解與協助，因而「護病關係」的建立就成為護理實踐的主要基礎。護病關係做為一種人際互動的特殊形式，主要是在交談中建立起來的，因而護理學者Chris Gastmans認為，Peplau最重要的看法即是主張：「護病關係具有溝通或語言學的性格」（1998:1316）。不過，必須進一步強調的是，從Peplau的觀點來看，在護病關係中的溝通互動，並不是指一般的「社會性交談」，而是指一種「療癒性的護病關係」（Moyle, 2003:103）。也就是說，護病關

---

[2]　在Peplau的影響下，護病互動理論脫離疾病模式的進一步發展，其相關討論文獻的回顧，可以參見Ramos（1992:497f.）的介紹。

係雖然是人際關係中的一種，但做為護理專業的護病人際關係，必須能與其他一般的社會互動或親密的友誼關係有別。因為他的目的主要還是在於，能透過療癒而達成病人的良好存在狀態。（Gastmans, 1998:1316）

護病關係因而存在著一種矛盾對立的關係。（Moyle, 2003; Dowling, 2005:51）在治療的過程中，護病雙方一方面要建立起護病之間的聯結（connection）與親近（proximity），但另一方面又要保持雙方的分別（separation）與有距離（distance）的關係。如果護病雙方都保持聯結而親近的態度（如圖五，象限D），或都採分別而有距離的態度（象限A），那麼在護理活動中特有的「療癒性的護病關係」就無以發生，或不需去建立與維持。只有當護病之間有一方想保持親近而另一方卻保持排斥性的距離，這才會產生因過於分離而必須致力於建立親近聯結的護病關係（象限B），或反過來因為彼此之間過於親近，而有必須為治療的專業空間保持距離的必要性（象限C）。換言之，從護病雙方各自保持親近聯繫或排斥性距離的各種不同的可能性來看，我們可以交叉得出四種不同類型的護病關係（如圖五）。

圖五：護病互動關係的四個象限

護 / 病	分別	聯結
距離	(A)分別且有距離	(B)有距離需聯結
親近	(C)親近需有距離	(D)聯結並已親近

過去討論護病關係的文獻，大都只在上述四個象限的護病關係類型中，討論護病關係的某一個側面。像是Mona Shattell（2004:715）歸納二十世紀六〇年代以來，國際上所有討論護病關係的文獻，都可以列入四種討論的範疇，他們大都單方面地討論(1)在護病互動中

的護理師溝通，(2)護病關係，(3)病人對護病互動的感受，以及(4)病人尋求關懷的溝通等。（2004:715）但Morse卻認為應該根據(1)與病人接觸時間的長短，(2)病人需求的程度，(3)護理師的投入程度，(4)病人願意信任的程度等四種因素，來為各種可能的護病關係類型，提出整體性的解釋架構（參見圖六）。她所區分出來的(1)臨床的護病關係（clinical relationship=象限A），(2)療癒的護病關係（therapeutic

圖六：各種護病關係類型的整體解釋模型

特性＼關係的類型	臨床就診的護病關係(A)	療癒過程的護病關係(B)	進入結識的護病關係(C)	過度介入的護病關係(D)
時間長短	暫時或短的	短或一般長的	較長的	長期的
互動方式	表面／例常的	專業的	密集／接近的	密集／親密的
病人的需求	輕微醫治取向的需求	輕微到中度的需求	廣泛而危急的需求	巨大的需求
病人的信任	護理師的勝任能力	護理師的勝任能力，但測試其可信任性	護理師的勝任能力與信賴，諮詢醫療的決定	完全「把性命交到護理師手上」
護理師對病人的觀點，以及病人對自己的觀點	僅以一般病人的身分視之	首先以一般病人的身分視之，其次才以個人的身分視之	首先以個人的身分視之，其次才以一般病人的身分視之	僅以個人的身分視之
護理師的投入	專業的投入	先是專業的投入，其次才是對病人的關切	先是關切病人，其次才關切醫治工作	僅以視病人為親人的觀點投入，而不顧醫治工作的要求

資料來源：Janice M. Morse, 1991:457

relationship=象限B），(3)結識的護病關係（connected relationship=象限C），(4)過度參與的護病關係（over-involved relationship=象限D）等四種護病關係模式，恰好能充分涵蓋上述護病關係類型的四個可能象限，因而可以做為本章進一步討論的基礎。

　　Morse所提出的這個解釋模型有一個優點，就是它是落實在護理工作的日常實踐中，來區分不同的護病關係類型。[3]她首先根據護理師與病人在治療過程中接觸時間的長短，與病人病情的嚴重程度來做區分的依據。當病情輕微的病人來臨床就診時，護理師與病人只有表面而例常性的短暫接觸，他們在這種「臨床就診的關係」中，都不會期待彼此應建立什麼樣的關係。此時病人純粹就是以病人的角色出現，而他所要求的，也只是護理師的專業投入而已。他們之間的關係純粹是技術性的醫治導向。

　　對於病情稍微嚴重一點的病人，由於需要一段不短的復原時間，因而病人開始有專業照護的需求。但在這種「療癒的關係」中，病人對護理師的需求，仍主要是在專業能力方面。因為除了安撫他對手術或麻醉的不安外，他的心理需求主要可以從親友的關心得到支持。在此病人對於護理師的信任關係，僅建立在對護理師的專業能力與敬業的態度之上，而護理師這時主要仍以病人的身分來看待病人，而非以特殊個人的觀點來看待他。

　　當病人的病情更加嚴重，因而更需長期的治療或更需護理師的照顧協助時，護病之間的關係就開始緊密起來。病人這時處於生命的危機中，他不僅需要信任護理師的專業能力，更需時常諮詢她的意見來為自己做決定。這時病人願意信任與依賴的經常是一位已經建立起關係的特定護理師。相對的，此時被信任的護理師，也必須先將病人看

---

[3]　本章以下對療癒性的護病關係的描述，主要根據Morse（1990）與Mary（1990）的研究。但對於醫院的組織文化等其他外部因素對於護病關係的影響，在本章中則先暫不討論。

成是一個特殊的個人，其次才視他爲一般的病人。她會先關懷病人本身，其次才只做她份內應做的護理工作。這時在病人的信賴中，護理師也成爲病人的擁護者或代言人（patient advocate）。

當病人的病情更爲嚴重或雙方接觸的時間更久（例如在安寧病房的臨終照護中），護病雙方經常跨越了「非個人性的專業關係」（impersonal professional relationship）而建立了親近的關係。這時病人甚至願意完全把生命交在護理人員的手上，而護理師也幾乎把這個病人就當成是家人或朋友。這時候的護病關係事實已經因爲過度介入的私人關係而被踰越了。這造成兩方面的問題：一方面是病人因過度依賴而不願面對自己的疾病，另一方面則是護理師的照顧工作會因偏愛而有不公平對待，或因這類的病人常因嚴重的疾病而最終無法避免死亡，以致於造成護理師本人極大的情緒挫折，而再也無法熱情地從事這個工作。

非常值得注意的是，在Morse這個解釋模型中，對病人身分的理解與對護理專業能力的認定，都經歷了微妙的轉變過程。從根本無意建立護病關係的臨床關係類型，到超出護病關係的過度投入類型：病人的身分從只是一個病人；到首先具病人身分，其次才被視爲是個人；再到首先被視爲是特殊的個人，其次才被視爲是一般的病人；最後則不再視爲是一般的病人，而被當成是如同親人的個人。相對的，在建構做爲病人信任基礎的護理專業上，護理師首先必須被期待具有醫療相關的專業能力；再其次是應有專業能力外，加上些許關懷病人的能力；接著進一步則被期待首先應具有關懷病人的能力，再考慮她的專業能力；最後在踰越護病關係的過度介入中，護理專業工作的客觀要求並不被重視，而只是全心全意地在關心某個個人。可惜的是，Morse不僅沒有注意到這種觀點轉變的過程，對這種觀點轉變內在的意義，她更沒有提出任何深入的說明。

Morse的這篇論文只意在提出一個能解釋各種護病關係類型的架

構，而不在於批評、比較或闡釋何種類型的護病關係較佳。但在她對以上四種護病關係的說明中，還是很明顯地透露出來，她主要是以「治療性的護病關係」做為心目中的理想模式。（Morse, 1991:458）因為臨床就診關係並沒有建立護病關係的必要性，而過度介入的關係則已經超出護病之間的關係。在結識的關係中，護理師主要關心的是病人而不是護理工作，她與病人產生一種個人之間的關係，而不只是把他當做一般的病人。這表示，對Morse而言，一旦護病超越為了治療的需要，而建立以關懷為主的個人之間的關係，那麼這就已經開始超出護理工作的專業範圍，而變成有偏愛的私人關係。對她來說，惟有治療性的關係，才是保有護病互動關係的專業性的理想模式。在結識的護病關係中的偏愛成份，是Morse對「關懷」這個概念所理解的內容，因而與在治療性的護病關係的敬業投入相比較之下，她明確地主張，在護理工作中「敬業」（commitment）比「關懷」（caring）更為重要。（Morse, 1991:467）

此外，Morse與另一位護理學者Carl May也都注意到，即使在以護理專業技術為主的療癒性護病關係中，護病之間都必須透過語言溝通的形式，來進行護病互動關係的建立或解除。治療性的護病關係是理想的護病模式，但這種理想的護病關係，在現實上卻常因為兩方面的因素而無法存在：一方面是病人對護理師的不信任，或不願面對他自己的疾病。這表現在護病的言語溝通中，病人會有意地迴避護理師問他個人的問題，而只交談與病情或治療有關的問題，他會用坐立不安與不正眼直視的方式來逃避溝通。這時病人經常因為表現出退縮與逃避的行為，而被護理師視為是難搞的（difficult）病人。

另一方面，護理師經常因為在專業訓練的過程中，習於採取「對病人經驗的去人格化」（depersonalize the patient's experience）與「脫除病人身體性」（disembodied from the patient）的客觀觀點。因而她可能會為了操作的方便，或為了抽離情感的防衛作用，而在護病

的語言溝通中，儘量採取形式性的語詞（例如只以床號稱呼病人）。她不願與病人聊天，而只談與護理有關的事項。她顯示出很忙碌的樣子，避免與病人有正面的眼光接觸。在進行護理的工作中，她不太會對病人提出什麼忠告，而讓病人始終處在什麼都搞不清楚的狀況中。這時護理師在她所表現出來的權威操控或敷衍了事的態度中，即會被病人視為是一位不敬業的護理師（即使她並沒有少做任何一件她份內應做的照護工作）。

不願面對自己的疾病、也不願信任護理師的病人，表現出逃避與退縮的行為。而貪圖操控方便或以抽離情感的防衛機制，緊緊地保護著自己的護理師，表現出敷衍了事或沒有敬業投入的態度，這造成護病關係產生緊張或冷漠的分裂對立。此時若為了完成治療的工作，護理師知道她最後還是需要病人的合作，或病人基於他最好能夠儘快復原的身體利益，認為他無論如何還是需要確定護理師能夠敬業投入地照顧他。那麼護病之間就又得通過語言溝通的手段，來建立護病之間的親近關係。這時護理師會開始找病人一些看得順眼的地方做為話題，並以事先預期病人需求的方式提供護理，或給病人更多的時間談話。而病人也開始會問起護理師是哪裡人，哪裡畢業等等，甚至開始送點小糖果以開始建立比較親近的護病關係。在此護理師以耐心取得病人的信任，而病人則以善意與合作確保護理師照顧的敬業投入，這種模式一般被認為是在專業的療癒性互動中的良好護病關係的界定。但我們稱這種護病互動關係只是一種「專業性」要求，因為它在事實上只說明了，使護病雙方能達成上述「有距離但需聯結」（圖五B象限）的互動關係之可能性基礎。

二、交互主體性的護病關係的倫理性要求

　　在療癒性的護病互動關係之專業性要求下，敬業比關懷重要，這似乎是順理成章的。問題在於，在Morse等人對於療癒性的護病關係與透過語言溝通建構護病互動關係的強調中，都忽略了Peplau在一開始就主張的，護理科學應脫離疾病治療的模式來理解。護理工作的主要目的並不只在於治癒疾病，而在於以護理做為「教育的手段」與「成熟的助力」，而使人能朝向建設性的生活方向發展。因而我們可以先質疑，護理的專業性果真只是建立在疾病的療癒之上嗎？如果護理的專業只是療癒，那麼護理的照護專業似乎無法脫離從屬於醫學治療的附屬性地位。這樣一來，護理工作本身又有什麼獨具的專業實踐領域呢？在此，我們的問題並不只在於，如何能為護理爭取獨立地位，而在於擔憂沒有護理的專業自覺，醫療體系將會是不完整且非人性化的。

　　從上述Morse的解釋模式（圖六）來看，她顯然僅在護理職業的日常工作實踐中，看待如何建構護病關係的過程，而還沒達到在反思的層次上，看待護理工作本身的存在意義。以致於除了主張在臨床與療癒性的關係中，必須維持敬業態度的基本要求外，Morse並不贊同護理師在專業的護理療癒的關係之外，跨進「結識」或所謂「過度介入」的護病關係中。Morse在這兩種關係中，只看到私人偏愛的關係在逐漸破壞護理的客觀性與專業性，但卻沒看到一旦進入到這兩個領域中，那麼這正是當醫學的治療手段已經逐漸窮盡，甚至達到醫療無效，而任何進一步的治療只會增加不必要的痛苦時，只有護理的關懷照顧，才能為病人提供協助的護理專業領域之完全的呈現。護理人員在這個真正屬於她的戰場，依Morse對療癒性護病關係的專業性指

示，卻只能選擇打退堂鼓，以免「過度介入」。

　　為了能跳脫護理職業之日常實踐工作的專業性要求，進入到對護理工作的存在意義進行反思的層次，以闡明護病互動關係之真正的倫理性要求，我們應先對「治療」與「照護」之間的區別做出說明。許多學者都反對把治療與照護看成是醫學（男性醫師）與護理（女性護理師）之間的工作劃分問題，因為這樣不僅存在職業的性別歧視，也會造成對醫學本質的誤導。（Kottow, 2001:54; Joudrey & Gough, 1999）因為沒有任何治療是可以不關心照護問題的，而也沒有任何護理照護是可以沒有醫學治療做為前提的。我們的確可以同意，治療與照護的區分不是職業性別的區分、也不是歷史因緣或醫學活動本身的區別。（Jecker & Self, 1991:286-293）可是一旦治療與照護的活動無法區分，那麼我們也同樣無法界定出護理這門學科的專屬領域。如此一來，護理仍將只是附屬於醫學的「科學」（或只是一項技術而已）。

　　護理科學專屬的學科領域地位不明，這或許有很大部分的原因與護理科學自我窄化本身的定位有關。護理科學把自己做為嚴格意義的科學，定位在做為自然科學或醫學的一支，而有意或無意地忽略，護理的工作實踐其實大都與人文科學的知識能力有關。沒有人文科學基礎訓練的護理學科，相對於在更嚴格的意義下，已經幾乎完全以自然科學做為基礎的醫學，即無法凸顯出它本身有什麼學科專屬的領域，因而它的存在與作用，當然只剩下做為附屬於醫學的次要學科地位。相對的，如果要凸顯護理的專業領域，那麼我們對於治療與照護的區分，就應從人文科學的知識觀點來加以確立，以同時展現出護理做為一門科學，它在自然科學之外的人文科學知識基礎。

　　底下，我將先透過「身體現象學」的洞見，從「做為生物有機體的軀體」與「做為體驗主體的身體」之間差異，來區分觀察「疾病」（disease）與「病痛」（illness）之間的差異。其次，我將透過「疾

病詮釋學」的觀點，說明病痛經驗對於人類存在的意義。最後，我將借助「溝通行動理論」對於「以成功爲導向的策略性行動」與「以理解爲導向的溝通行動」的區分，來說明當護病雙方透過語言溝通建構護病關係之時，他們之間的互動如何不只是一種相互操縱的工作與利益的關係，而是眞正能促成護病雙方自我成長與確立雙方自主性的過程。

　　任教於智利大學的護理學者Michael H. Kottow，在一篇標題爲〈在治療與照護之間〉（2001）的論文摘要中，曾經非常精闢地指出：

　　醫學已經呈現出一種分歧的發展，一方面有人依據決定論或工具主義的方式，強調治療的重要性；另一方面，有人已經覺察到，疾病不只是一種病理過程，更是自傳體的、需要關懷的存在情境。疾病是生物有機體的功能故障，這需要透過療癒性的努力來加以治療。但疾病也是正存活著的身體的苦惱挫折，這時它要求的是關切與關懷。（Kottow, 2001:53）

　　Kottow認爲醫學治療與關懷照護的區分，應基於法國哲學家Merleau-Ponty在《知覺現象學》中所發展出來的「身體現象學」觀點，將我們一般所謂的「身體」（body）區分成「organic living body」與「experientially lived body」這兩種不同的概念。（2001:56）這兩個概念在大多數的語言中都沒有相對應的概念可以加以區分，但在德文中卻可明確地區分成「Körper」與「Leib」這兩個概念。Kottow並指出第一位將「Leib」這個概念用於醫學哲學的討論，以發展出新的醫學概念的醫師，乃是Plügge在他的著作《人及其身體》（Der Mensch und Sein Leib, 1967）與《論身體的運作空間》（Vom Spielraum des Leibs, 1970）中所做的闡釋。

在英文中，「body」這個字既指我們的「身體」，也指一般而言的「物體」。這種日常字義的雙關性，顯示出我們在日常經驗中對於身體的「自我所屬性」的遺忘。嚴格說來，身體主體的存在對我們自己來說，不可能是一個可以從外在加以觀察的對象或物體。因爲除了在身體之內，做爲主體的我們，並不可能有一個外在的立足點，提供我們去描述我們自己的身體。我們只能透過身體體驗來體驗自己，我們的身體就是我們自己。所謂人類的身體基本上並不是一個對象，而是活生生的體驗。只有借助機械或生物體的類比，我們才能把人類的「身體」理解爲做爲生物有機體的「物體」。

以近代哲學的心物二元論爲基礎，透過「做爲生物有機體的軀體」（organic living body）與「做爲體驗主體的身體」（experientially lived body）的區分，基於生物醫學的醫學研究，才得以在「對病人經驗的去人格化」（depersonalize the patient's experience）與「脫除病人身體性」（disembodied from the patient）的方法論預設下，僅著重於如何以病理學的手段來治療病人身體（視爲生物有機體）的「疾病」（disease），並可以正當地無視於病人對其「做爲體驗主體的身體」的「病痛」（illness）感受。醫師在「治療」（curing）的診斷、醫治與預後的工作過程中，都依病理學的生命醫學詞語，來指認出他的工作對象，至於病人對於身體疾病的受苦經驗，並不是他需要加以考慮的主要問題。然而正如Kottow所指出的，只要我們不僅從心物二元論的科學實證觀點出發，而是從身體現象學的描述，去發現身體做爲體驗主體的事實。那麼疾病的存在所彰顯出來的事實，就首先並不只是我們的身體做爲生物有機體的故障，而是我們個人生命存在危機的發現。（Kottow, 2001:57）

根據對於身體這兩種不同側面的理解，我們可以區分出兩個不同的存在領域，而使醫學的「治療」與護理的「照顧」活動，各自有其專業的空間。醫學是針對病人「做爲生物有機體的軀體」的「功能障

礙」所進行的「疾病」治療，他的知識基礎以自然科學的生物醫學為主。而護理則是針對病人「做為體驗主體的身體」的「病痛」經驗，所進行的照顧活動。基礎醫學研究各種疾病的原因，基礎護理則需研究各種疾病對於人所造成的種種困擾；醫學的治療針對病因的排除，護理的照顧針對病人復原過程中的安適。如果護理專業在醫學的生物醫學基礎之外，不能獨立地擁有自己用來理解與掌握病人主觀體驗的病痛經驗之知識論基礎，那麼不僅護理工作不可能有良好的品質，在護理相對於醫學的從屬性中，整個醫療體系向以醫學技術為主宰的趨勢傾斜，也將是無可避免的。基於上述的觀點，我們可以用一個簡單的圖表（圖七）[4]，來說明醫學治療與護理照護之間的區別。

　　人平常在健康的時候，依其在社會化的過程中所建立起來的自我同一性（社會性的主體），追求各種社會價值的滿足。做為體驗主體的身體，因而不再是我們真實的主體，它只是協助我們滿足慾望的工具或載體，健康的身體因而被認為是一具運作良好的生物有機體。以這種健康概念為基礎，我們對疾病的治療，當然是以恢復身體做為運作良好的生物有機體為目標。但我們經常忽略，當我們把健康的身體當成是運作良好的有機體時，我們正好是處在一種自我遺忘的狀態中。因為這時真正做為體驗主體的身體這個身分，並沒有被我們意識到。做為體驗主體的身體，一旦被化約成只是運作正常的生物有機體，那麼我們真正的主體性就被不知不覺地隱蔽起來了。

　　從「疾病詮釋學」的觀點來看，人們其實是必須在疾病的狀況下，才能產生身體的體驗，健康的狀況反而使我們無法體驗到自我的身體主體性。在疾病的病痛經驗中，原來在健康狀況下隱匿無蹤的身體體驗之主體性，才再度被逼顯出來。當我們不能再任意透過身體做

---

[4] 圖三最底下的兩欄，是我對醫療技術化的批判，與對醫學倫理與護理倫理之間的差異所做的分析，對於這兩個問題的詳細討論，請參見本書第二章的說明，此處不予重述。

圖七：醫學治療與護理照護之間的區分

	醫學	護理
行動方式	Curing= 診斷→治療→預後	Caring= 準備治療→支持→恢復
現象學描述上的差異	以生物、生理學等科學知識為基礎	既非自然科學也非應用科學，而是關照人的科學
	對病人採取有距離的客觀態度	對病人採取親近關切的態度
	以疾病（Disease）為對象，視病人為一具身體功能有障礙的醫學樣本。	以病痛（Illness）為對象，視病人為處於獨特生命危機中的個人。
	以Sickness為對象的文化性或社會性治療	
醫病及護病關係的技術化	從望聞問切的病人主訴到科學儀器的診斷（病人整體性的支解化與醫療的市場化）	從噓寒問暖到僅遵醫囑的照護的技術化，造成護理對於醫學的從屬性以及關懷向度的失落。
醫護倫理的轉變與挑戰	從慈悲模式轉變到消費者至上模式（契約模式），因而產生以病人為中心的醫學四原則主義	應以關懷倫理學做為護理倫理的基礎

為運作正常的生物有機體，去供我們吃喝玩樂，或遂行其他主觀意志的要求時，身體做為工具或物體的身分，才轉而成為在苦惱中的體驗主體。他逼顯在我們眼前，揮之而不去。疾病的生命威脅，讓我們了解到我們在世間一切擁有的東西，都不真正是我的。我們真正能擁有的自身所屬性，就是做為體驗主體的我們自己的身體。

　　疾病之所以是個人的存在的危機，即因為當我們真正面對我們自己的身體主體性時，我們竟然發現我們對他完全陌生。我們大都不知道、也回答不出來，當我們不能再以擁有某些特定的社會價值來界定我們的自我認同時，我還能是誰？我還能追求什麼？面對我們自己

的身體做為體驗的主體之身分出現，我們卻不再能確定我們自己是什麼？要什麼？這使我們在病痛之外，產生巨大不明的存在恐慌感，而這正或許就是我們在生病中最真實的體驗。

當疾病的病痛發生，我們感到生命的存在受到威脅時，當然會趕緊去就醫，以尋求醫護人員的協助，使我能儘速恢復原來健康的狀態。我們希望醫師能以最好的醫術，幫助我恢復原來身體做為生物有機體的良好運作狀態。我們每一個人都不想生病，其次，至少都希望有病能趕快好起來。我們不願面對疾病，或都想要儘可能地剷除它。然而，這或許正是因為我們大都不願面對我們真正的主體性，而寧可再回到原來在健康狀態中，自我隱蔽的安逸狀態。我們去就醫，並完全合作地聽從醫護人員的指示，讓他們把造成我生病的原因消除，以追求我個人的健康。[5]但在這種醫療與就醫的技術性治療取向的醫學實踐過程中，使一個人能透過罹患疾病所產生的存在恐慌感，反省造成他生活不健康的原因，或對他自己生命存在的意義進行反省的機會，就完全失去有容身之處的機會。在醫師高超的醫術下，藥到就病除。疾病的存在因而沒有任何意義，所剩下的或許只是，白白生了一場病的怒氣。

疾病的存在是使我們能反省生命意義的重要契機。但我們若不能透過疾病詮釋學的努力，理解疾病對我們自己或對病人的意義所在，那麼就像上述Morse對於護病雙方透過語言溝通建立互動關係，以共同合作完成疾病治療工作中所見的，護理師只是為了完成她的護理工作，因而要求自己透過敬業的投入以取得病人的信任；而在另一方面，病人則在想趕快治癒疾病的身體利益下，展現合作的善意，以確

---

[5]　以病人這種不願面對自己疾病，而只想快速依賴醫術去除疾病的心態來看，即有學者懷疑在護理教育中對於建立護病關係的重視，在醫療過程中是否真是病人所需要的。請參見Trnobranski（1994）的質疑性討論。

保護理師能全心地投入對他的專業照顧中。如果我們使用德國哲學家哈伯瑪斯在《溝通行動理論》一書中的術語來說明[6]，那麼在這種療癒性的護病互動關係的專業要求中所進行的語言溝通，只是一種「以成功爲導向的策略性行動」。在此護病雙方嚴格說來並沒有交互主體性的人際互動，而只有互相利用對方，以完成自己的利益需求的操控過程。

醫療技術主義化的危機，不僅在於他對病人去人格化的對待方式，更在於它使病人不願面對疾病存在的事實成爲可能。以專業化訴求爲主的療癒性護病關係的強調，其實只是醫療技術主義的一環。哈伯瑪斯在溝通行動理論中已經指出，如果我們要突破系統（醫療技術化）對於我們生活世界（疾病的體驗）的宰制，那麼我們就要恢復公開溝通的可能性。同樣的，如果在護理的照護中，我們對於護理的工作，都能先向病人做解釋，以在取得病人的同意下才進行。那麼在這種護病互動的溝通中，護病雙方才都是自主的參與者。溝通討論的模式使病人在決定是否同意護理師的護理時，必須眞實地面對自己的病情做出抉擇。他根據護理師所提出的治療理由做出對自己有益的決定，因而他正視了自己的疾病存在的事實，他爲自己應該怎樣存在做了反省與思考。此時病人就不會再是退縮與逃避的那個「難搞」的病人，也不會因爲意見很多就被貼標籤爲「難纏」的病人。（Olsen, 1997）

同樣的，當護理人員在她的護理工作中，是透過對病人解釋她這樣做的理由，並在病人的回應中取得他的認同後才進行，那麼她的工作就不是單向地操縱病人來完成她自己的工作，也不是以提出命令的方式來代替病人做決定。這樣一來，病人就不會因爲護理師的關心投

---

[6] 對於哈伯瑪斯的「溝通行動理論」，以及如何將這個理論應用於倫理學的研究，所產生出來的「對話倫理學」的理論背景介紹，請參見林遠澤（2003）的專文討論。

入而變得過分依賴。護理師也不需擔心她在建議病人做決定時，會因情感付出過多或責任過重，而需要以先封閉情感的投入，以防護自己情感能量的快速枯竭。在這種「以理解為導向的溝通行動」中，護病雙方才能在為對抗疾病而共同奮鬥的親近夥伴關係中，仍然保有彼此的自主性。在此，護病之間所建立的人際關係，已不再是依靠示好的方式所建立起來的私人關係。而是真正依據護理師能解釋他所執行的護理工作，對於病人疾病治療的重要性所在的這種專業能力，而取得病人的信任；以及病人能面對自己的疾病，自主地對自己的存在做出決定，以使護理師能在他的同意下，放心地投入對他的治療工作。[7]我們可以把這種在護理實踐中的護病共識溝通，稱為「療癒性的交談」。以凸顯Peplau在討論護病關係的一開始，就主張「護病關係具有溝通或語言學的性格」之洞見。而我們在此所建立起來的交互主體性的護病關係，事實上也說明了，我們在上述護病互動關係的區分中（圖五），在象限B中所稱的「親近但仍有分別」的護病互動模式的成立基礎。

　護病雙方依「以理解為導向的溝通行動」建構交互主體性的護病互動關係，這是在護病關係中所實行的知情同意原則。知情同意原則在醫學倫理中，被形式化成醫病之間的權利／義務關係。透過文字的簽署，這種法定的權利是可以讓渡或放棄的，但我們對於自己生命存在的自我負責，卻不能任意讓渡或放棄。護病之間的對話溝通，因而具有不可取代的倫理性意義。療癒性交談的知情同意，發生在真實的關懷行動中，而不是那種必須透過法律規範化而加以外在遵守的醫病權利關係。至此，我們才算真正說明Peplau把「護理」定義為：「一種有意義的、療癒性的、人際的過程。她與其他人合作地運作使個人

---

[7] 請進一步參見Raeve（2002）對於護病關係的信任性的詳細討論。

在社群中的健康得以可能的過程……護理是一種教育的工具與成熟的助力，其目的在於提升人格往具創造性、建設性與有生產力的個人生活與社群生活的方向上發展」，並不只是唱高調，而是有其深遠的意義。

本章結語

在本書第二章中，我基於治療與照護的不同，分析了醫學倫理與護理倫理之間的差異。在那裡，我依據在護理中「關懷」概念分別做為「技術性的照顧關懷」、「態度性的關心關懷」與「關係性的存在關懷」等三種不同意義，區分了護理做為科學、技藝與倫理的護理專業領域的內容。現在我依據能建構交互主體性的護病關係的三個人文科學的知識條件，即依據「身體現象學」、「疾病詮釋學」與「護病對話的溝通行動理論」，更進一步地詮釋了護理科學的人文科學基礎。綜合以上的討論，本章在最後因而可以相對於Morse的解釋模型，提出一個「以關懷為核心的交互主體性護病關係」的解釋模型（圖八）。

在交互主體的護病溝通關係中，護理的專業實踐，才能從技術化的專業訓練回歸到它原本即是人與人之間相遭遇的倫理性本質。亦即在護病的溝通對話中，顯示出護理的專業性原本即是，從人在遭遇到他人有病痛時，所自然產生的不忍之心，而想採取救死扶傷的道德實踐行動要求，所發展而成的一門專業。惟當反思到護理真正的專業就是一種關懷的倫理，那麼以護理工作做為終身志業的工作意義，才能真正地被體會。由於護理做為關懷倫理的問題，我在第二章已進行過專題的闡述，我在此即不重覆論述。本章最後因而將透過上述在第一

圖八：以關懷爲核心的交互主體性護病關係之解釋模型

關係的類型＼特性	照顧性的護病關係	關心性的護病關係	存在性的護病關係
接觸時間	短	中	長
病情嚴重程度	輕微／外傷	一般／慢性	嚴重／絕症
病人的身分	做爲生物有機體	做爲體驗的主體	做爲人格的主體
疾病的意義	有機體的功能失常	存在的危機	生命意義的追尋
病人的需求	病痛的消除	自我負責的意願	建設性的生命態度
護理師的勝任能力	技術性的照顧關懷	態度性的關心關懷	關係性的存在關懷
護理教育的知識基礎	基礎護理	現象學－詮釋學－溝通行動理論	關懷倫理學
護理的認知能力要求	體驗	對話	反思
護理學科的性質	護理做爲具體實踐的科學	護理做爲關心他人的技藝	護理做爲互動關係的倫理

節中，對於「療癒性的護病關係的解釋模式」（圖六），與在第二節中關於「以關懷爲核心的交互主體性護病關係的解釋模型」（圖八）之間所做的比較，提出三個關於護病關係的觀點，以做爲本章的結論。

　　(1)建構護病互動關係的溝通對話，不應只是情感交流的私人社會性關係，而應是以知情同意的共識溝通爲預設，讓護病雙方都能充分依據他們對情境與利益的理解，而對療癒實踐之行動決定的良好理由，提供諮詢說明與傾聽回應，所進行的一種「療癒性的交談」。

　　(2)護理專業的客觀性要求，並不需要封閉同情關心的關懷意識，以求在不動感情的距離中，創造出僅以同理心的認識論技術去主

觀地詮釋他人的病痛經驗的對立空間。而應是透過同情關懷的德性態度，發揮詮釋學感受性的能力[8]，去知覺特殊他人在具體情境中的需求與福祉，以能在病人對醫學知識理解有限的情形下，充分站在對方的立場，進行代言式的對話溝通。

(3)在護病關係中建立人與人之間的關係，並不是對專業的療癒性護病關係的偏愛性踰越，而是使護理的專業實踐回歸它最終做為人與人在生活世界的存在相遭遇中，對彼此擁有自然關懷的情感性回應之人性本質。

---

[8] 當前有愈來愈多的學者，反對在護理照護中，僅強調不動情感的同理心態度，因而主張必須復興「情緒」（emotion）在護病關係中的地位。（Benner, 2000; Scott, 2000）但其實對於同情性的關心關懷的重視，並不等同於再回到情緒的主觀性之中，而是指應更能細微地體會在具體情境中的特殊他人的需求與福祉。如Kottow（2001:57）就認為，惟有在關懷的態度要求下，我們才會更充分地應用我們的「詮釋學理解力」（hermeneutic understanding）。關於僅強調「同理心」的理解所會造成的照護技術化的批評，則請參見本書第二章的說明。

III 精神病學倫理

第四章　回復自我的共同關懷

——論精神衛生護理的對話理論基礎

　　從避之唯恐不及的惡靈附身，到精神衛生法對於精神病患之基本權利的保障，精神衛生護理對其工作性質的自我定位與倫理證成，也隨之經歷了許多的轉變。透過精神病藥物學與社區治療理念的進步，精神病患似乎受到愈來愈人道的對待。但非經同意的強制治療，卻也顯示對於病人之無形隔離的社會控制，已經借助精神病鑑定與診斷的知識權力，得到更精緻有效的成功。精神衛生護理若要避免被精神病學的知識權力，整合成社會控制之警力佈署的一環，從而違背了療癒照護的天職，那麼精神衛生護理究竟應建立在何種具療癒作用的理論基礎之上，即成為迫切的問題。為能對此加以回應，本章將先指出使當前精神衛生護理陷入困境的原因所在；其次，我將嘗試透過對於「反精神病學主義」的理論檢討，分析當前在精神衛生護理學中，興起重視病患生命史敘事的「回復模式」（Recovery model）[1]之意義與侷限；最後我將借助Peplau的療癒性人際關係理論，為協助病人回復自我之共同關懷的護理策略訂出目標，以說明為何惟有考慮將精神衛生護理建立在德國哲學家哈伯瑪斯的「對話理論」（Diskursetheorie）之上，方可期待精神衛生護理能走出精神病學的迷思，而得以建構出真正有助於精神病患之護理實務的人文學基礎。

---

[1]　英文的Recovery model，目前在護理學界有「復元模式」、「康復模式」、「恢復模式」與「復原模式」等不同的譯法。但這些譯法都隱涵有從某種疾病狀態回到特定正常狀態的涵義，從而會有一開始就視有精神症狀的人為「不正常」的觀點，這其實正是Recovery model所要反對的。本章因而建議將Recovery model譯為「回復模式」，這將符合底下Deegan所謂「回復的目的並不在於變得正常」，或Fardella將Recovery model理解為"Retrieval of the Self"（自我的恢復），亦即回復到能充分發展潛能之自我的涵義。

一、當前精神衛生護理的倫理困境

　　精神衛生護理的自我定位與精神病學對於精神病症狀的理解密不可分。精神衛生護理最初即是在精神病收容機構中，協助精神病治療所衍生出來的一種護理專業。精神衛生護理自此即跟隨「精神疾病的醫學模式」（Medical model of mental illness）而發展，但這卻使它不自覺地陷入到無法自拔的倫理困境中。精神病學對於精神疾病的理解，基本上是將它類比於其他身體的疾病，認為它是來自腦部等生理功能的失常。這種器質性病因說的觀點，後來雖然遭到佛洛依德精神分析理論的挑戰，但佛洛依德的心因性病因說，最後卻仍然傾向於後設心理學的實證研究，而終被生物醫學的精神病學研究所取代。[2]備受爭議的精神病患強制收容的機構化構想，即是基於精神疾病可以透過胰島素休克治療與電擊痙攣療法而治癒的想法，將這種事實上是強加給病患的懲罰性措施，加以正當化與制度化。機構收容的不人道與醫療的無效果，導致「反精神病學主義者」（antipsychiatrist）在上個世紀六〇年代開始，批判這種未經同意的懲罰性治療，已經達到觸犯違反人道罪的地步。他們並批判精神病學將脫離社會常軌的行為問題診斷成疾病，根本是一種建立在大眾恐慌心理之上的神話。[3]這因而促成日後社區治療理念的興起，以及各國紛紛透過精神衛生法的立法，來保障精神病患的基本權利。

　　我國也在民國79年通過施行《精神衛生法》。《精神衛生法》

---

[2]　關於佛洛依德從醫病對話的精神分析走向後設心理學研究的發展，導致心理治療傾向於科學實證主義觀點，其理論的發展過程與其所引發的批判，請參見本書第五章的討論。

[3]　反精神病學運動以Thomas S. Szasz所著的《精神疾病的迷思－個人行為理論的基礎》（1961）一書中的觀點，最具代表性。

的立法精神，以保護精神病患的基本權利爲主，它規定政府機構應提供各種醫療資源，以使病人能重返社區生活。只有針對可能會自傷或傷人的「嚴重病人」，才能在嚴格的審核條件下，進行社區強制治療[4]或強制機構收容。但這種在精神衛生法保障下的社區治療之人道理念，其實是建立在兩個基本前提之上：一是，透過精神藥物學的進步，我們現在不再需要收容所的圍牆或拘束衣，只要透過抗精神藥物阻斷多巴胺分泌過多所造成的神經元過度傳導，即可緩解精神病症狀，或達到鎮靜的效果。接受服藥治療的病患，可重返社區生活；二是，透過醫學倫理學的原則主義，我們可以論證說，精神病患不具有自我決定所必要的清楚神智，因而我們可以依照慈善原則，在即使未經病患同意的前提下（阻卻違反自主原則），仍可以道德正當（並因而係經法律許可）地，依據對他所能產生的最大利益，來爲他進行強制的治療。

　　根據「精神疾病診斷準則手冊」（DSM）我們不僅可以將人分門別類，定義成各種精神疾病的病患。在面對嚴重病人的鑑定時，精神醫師與護理人員更被賦予權力，能依他們的專業知識，來決定一個人是否必須接受強制社區治療，或送精神醫院強制收容。這種看似人道而進步的立法，在反精神病學主義者看來卻是充滿疑慮的。反精神病學主義者一開始持精神疾病的「社會建構（social construction）模式」，他們主張精神疾病若是指一個人行爲失常，那麼這種不正常的概念必然與我們這個社會或文化體對於所謂「正常」的界定有關。然而在一個自由民主的社會中，我們並無權對一個與我們對正常有不同價值判斷的人，採取任何歧視性的措施。反精神病學主義者後來更與

---

[4]　強制社區治療的新增條文，係於民國96年修訂通過，97年開始試行。

傅柯（M. Foucault）的後現代理論結合在一起。傅柯對於「瘋狂」與「不正常的人」的研究，顯示我們經常是利用專業知識的論述做包裝，去遂行社會對於個人的權力宰制。（Fardella, 2008: 115-120）正如在精神衛生法中，對於嚴重病人的強制社區治療或強制收容，最後仍得取決於專業精神醫師的診斷，但何以擁有專業知識的人即有宰制他人的權力？精神病學治療在法律上是否構成對人權的侵犯、在道德上是否形成對人格尊嚴的傷害，都是備受質疑的。

　　透過反精神病學主義與後現代解構主義對於知識權力的批判，凸顯出現行精神衛生法與精神疾病的醫護活動，至少仍存在以下三方面的盲點：(1)在精神醫師的專業診斷中，個人一旦被定義爲精神病人，那麼他在原則上就被認定是無力自主的。在以精神病學爲主的診療中，具有操作精神病學知識的專業資格，即同時被賦予能對個人進行權力宰制的道德正當性。個人一旦在一套（精神病學的）知識體系中被界定爲「病人」，那麼他就得面對一連串「去能」（disempowerment）與「學會無助」（learned helplessness）的對待；(2)醫學應以療癒爲目的，醫療行動的邏輯亦應以達成療癒爲判準。但由於精神病的藥物學治療僅能緩解症狀、達成鎮靜，因而嚴格說來，精神病學的治療並非以病人的療癒爲目的，而是以「病人」的社會行爲控制爲目的。精神病藥物學的治療在原則上脫離了醫學做爲療癒行動本身的邏輯，就此而言，精神病學治療並不能以醫學倫理的慈善原則，爲其治療行動取得道德正當性的基礎；(3)護理人員在收容機構或社區治療中從事護理工作，若仍是以精神病學的藥物治療爲主導，那麼照護或監管病人是否按時服藥，事實上只是協助精神病學透過專業知識的權力，對於病人的人格進行去自主性的殖民統治，而達成在社區中對病人進行無形隔離的操控目的。這樣一來，精神衛生護理的行動性質，主要就不是關懷照護，而是被整合成社會控制之警力佈署的一部

分。（Keen, 2003: 31-32; Szasz, 2005）

　　落實到台灣的現況來說，由於逐漸重視建立精神衛生護理專業的必要性，「台灣護理學會」與「中華民國精神護理學會」已經將支持性團體治療、行為治療、人際關係治療、暴力／自殺處置、精神衛生護理評估、藥物治療等六個項目，界定為認證「精神衛生護理師」所必要的核心能力，其中並特別強調建立治療性人際關係的重要性。（陳、蕭、戎、黃，1996）但誠如上述，精神衛生護理若不能先擺脫對於精神病學的依附與從屬，而意識到精神衛生護理才是精神病患療癒的真正開始，那麼對於精神衛生護理師的培訓與認證，就無法消除它只是社會控制之一部分的疑慮。反過來看，一旦精神衛生護理在精神病藥物學治療的主導之下，被當成是控制（暴力、失常）病人之第一線的警力佈署，那麼對於手無寸鐵的護理從業人員而言，精神病護理的工作就總是混雜著同情與畏懼的情緒。面對病人做為行為不可預期的他者，這引發我們安全受到威脅的莫名恐懼，但執行對於病人的強制藥物治療，又使得以關懷為天職的護理從業人員感到不安與同情。精神衛生護理的工作將因而不斷處在關懷與宰制、同情與恐懼的倫理困境中，而無可避免地令人感受到高度的壓力與情緒衝突。（Mitscherlich, 1969:74f.）

二、精神衛生護理之回復模式的建構

　　為了回應反精神病學主義與後現代解構主義的批判，護理學界在二十世紀末興起建構「回復模式」的運動。以追尋自我的生命故事為基礎，所發展出來的回復自我模式，代表以「精神衛生護理」（Mental health Nursing）取代「精神病護理」（Psychiatric nursing）之護理療癒關懷的自覺。這種回復病人自我的模式，在學者的努力之下，並進一步發展出「自我敘事模式」與「生命流動模式」等不同的精神衛生護理方案。精神衛生護理的回復模式，不同於反精神病學主義者只是對精神疾病的醫學模式提出消極的批判，而是想要重新找回精神衛生護理的專業倫理基礎。我們因而可以先從反精神病學與後現代主義的不足，來看精神衛生護理的回復模式，如何既能擺脫自己被納入社會控制系統的困境，而又能重新恢復精神衛生護理的專業性與倫理性。

　　Szasz的反精神病學主義與傅柯後現代解構主義對於知識權力的批判，雖然對於以精神病學的醫學模式為主導的精神衛生護理，提出了非常值得省思的批判，但是他們並未對正確的精神衛生照護提供適切的實踐模式，單方面地接受他們的批判觀點，仍然難免有弊端存在。針對反精神病學主義自身的迷思，我們可以從以下三方面來加以批判：(1)反精神病學主義者主要持精神疾病的社會建構論，這種觀點主張所謂精神失常只是行為問題，而不是精神病治療的醫學問題。這種觀點對於精神病患的基本權利可能反而會有保護不足的問題，因為如果精神病症的產生，的確有在腦部或身體生理上的致病因素，那麼把它單純地視為是行為的問題，反而會導致我們將無行為能力的精神病患，視為具行為能力的自主人格，從而使他必須承擔過多他無法

負擔（或原本不應由他承擔）的行為後果責任。

　　(2)反精神病學主義的自由主義立場，或後現代解構主義之知識權力批判的去宰制觀點，看似出於高度尊重個人自由的人道立場，但他們的觀點卻反而可能會導致對精神病患的照護需求，形成系統性的不負責任。除非我們可以假定，個人是可以脫離社會而獨立生活的，否則一旦我們主張正常與不正常只是一種相對的認定，或否定社會整合的行為規範要求（亦即某種限縮他人行動空間的權力）是必要的，那麼不僅在社會生活的衝突中，精神病患所遭遇的生命難題與社會壓力只會更大、而不會減輕，我們更可能因而忽略造成精神病症狀背後的社會結構問題，從而將某些因社會結構的不公平，而對個人造成難以適應的壓迫，在不應視之為不正常的貌似尊重中，不自覺地加以合理化。反精神病學主義的立場，因而可能更容易造成我們對於在社會制度的設計上，應為社會適應困難而產生精神疾病症狀的個人，提供必要的照護協助，故意視而不見。

　　更根本的迷思在於，(3)反精神病學主義的社會構成模式，與精神病學的醫學模式，其實都只是一體之兩面，他們都侷限在醫學的身心二元論架構中。這忽略了從Engels以來，即已強調精神疾病應依「生物心理社會的整體論」（Biopsychosocial holism）來加以理解的洞見。反精神病學主義者主張精神病症的表現是行為問題，而不是身體疾病的問題，但這恰與當前生物醫學的精神病學相一致。他們也認為一些目前無法用生物醫學加以解釋的精神症狀，其實只是我們對其致病的機制尚未充分理解的結果。正如同多發性硬化症（multiple sclerosis）、威爾森氏症（Wilson's disease）、顳葉癲癇（temporal lobe epilepsy）等疾病的精神症狀，現在都可以確定是來自生理或遺傳基因的問題。（Woolfolk & Doris, 2002:477）生物醫學的化約主義因而也同意，只有身體的疾病才是需要治療的疾病，而精神病學即致

力於將精神症狀化約成生理性可治療的疾病。在這個意義下，反精神病學主義或後現代理論，要不是反而助長了生物醫學的化約主義，要不就是單純地將精神疾病視爲行爲問題，而忽略在精神病治療上應給予適當的藥物治療。

　　追求使病患能回復自我的精神衛生護理運動，[5]強調在實現有助於復原的條件中，必須包含病人自我關懷的參與，而不應讓醫護人員之診斷與護理的專業知識論述，妨礙到病人自我表達的可能性。也由於意識到在病患的復原中，自我做爲有意願改變的行爲主體，扮演關鍵性的角色，回復模式因而特別強調語言論述在精神衛生護理實踐中的重要性。因爲惟有在自我與他人的對話活動中，病人才能透過語言論述的生命史建構，擁有脫離他的病症來重新理解他自己的再現空間。由此可見，若要促成病人的主體性能具有自我決定的可能性，那麼在精神治療中，我們首先就必須與診斷的知識分類，保持一種語言學的距離，以免專業知識的論斷，不當地限制了病患成長的人類潛能。傅柯對於精神病學知識與專家權力的批判，正好能爲回復模式打開討論的空間，而爲邁向回復精神健康之病人的自我關懷留下了餘地。

　　相對於精神病學在「精神疾病診斷準則手冊」中的分類標籤化，導致「病人」一開始就被迫「去能」與「學會無助」，回復運動的代表人物Patricia Deegan則主張，精神衛生護理應始於重新追尋自我的生命旅程，她說：

　　回復過程的目的並不在於變得正常，而是在於理解人的使命是

5　以下關於精神衛生護理之回復模式的基本構想，主要依據Fardella對於各家之說的綜述。參見：Fardella, 2008: 112-115。

更深刻、更充分地成為人。〔回復過程的〕目的因而不在於正常化，而在於被呼喚成為獨特的、莊嚴的、絕不被重複的人類存在。哲學家海德格（M. Heidegger）說，成為人即意指成為正在為存在問題尋求回答的人。在我們之中，那些被貼上精神病標籤的人，實則並未被成為人這個最基本的任務排拒在外。（Deegan, 1996:92）

由此可見，Deegan也接受反精神病學主義的批判，亦即我們對有精神病症的人，並不能一開始就論斷他是不正常、或失能的，而應承認他尚處於追尋其自我認同的疑惑途程中（其實我們每個人也都走在這個途程中）。對於Deegan而言，回復模式的目的因而並不在於消極地治療個人的「不正常」，而在於它「涉及自我的轉化，且令個人在此中能接受自己的限制與發現新的可能性世界」（Barker, 2003: 98）。回復運動因而並不排斥與精神病學合作，以能在症狀緩解的基礎上，使病人有重新追尋自我認同並與他人對話互動的可能性。

在回復運動的影響下，Meininger等人則進一步發展出護理照護的敘事模式。Menninger很清楚的意識到——在醫學倫理的原則主義中，透過以慈善原則凌駕自主原則的考慮，來證成精神病機構收容之強制治療的道德正當性；或反精神病學主義者主張精神病症只是行為問題，因而認為精神病學的強制治療違反人權——這兩種看似對立的觀點，其實都有共同的理論預設。亦即，他們都是依道德自律或法律權利所預設的主權性個人（sovereign individual）或具理性選擇能力的觀點，來看待工具技術性與具契約性格的自主概念。（Meininger, 2001:240）在這個意義下，精神病患要不是因為被認定沒有自主能力，而必須接受強制治療；要不就是得在不被干預的自由中，獨自面對他自己的困境。

相對於此，Meinniger則引用Schönberger的觀點，以從社會化

的過程來理解自我認同的建構。在社會化的過程中，「自主性」
（auto-nomy）中的自我（autos）乃意指他是自我生活史的作者。一
旦我們能在做為自我之生命史作者的意義下，來理解個人的自主性，
那麼：(1)包括所有不理性的欲望、希望與動機，就都可以被包括在
自我決定的範圍內；(2)我們不僅可以從個人的主動意志，也可以從
他人對於他看起來奇怪（或似乎不可理解）的行為解讀，來掌握一個
人的自主性；(3)在個人的生命史中，個人欲求的實現與發展都依待
他人的支持，因而個人的自律總是依賴於與他人的關係才能成立。
（Meinniger, 2001:241-242）就此而言，一旦精神衛生護理的實務，
即是對話地參與病人自我生活史的敘事，那麼在協助病人尋求更好故
事的敘事中，病人做為自我決定有所轉變的自主人格，就始終是存在
與被尊重的。（Meinniger, 2005:114-115）

　　此外，像是Phil Barker做為廣受採用的精神衛生護理教科書的編
寫者，他自己對於精神衛生護理是否具有獨立的實踐領域，卻抱持
相當懷疑與悲觀的態度。他指出當前的「精神衛生護理」（Mental
health nursing）的確有不同於「精神病護理」（psychiatric nursing）
的要求，[6]因為它要求應對病人的精神健康（mental health）有所促
進（Barker & Buchanan-Barker, 2011:338），只是當前在生物醫學的
精神病藥物學的主導下，精神衛生護理並沒獨立的實踐空間。若要有
所改變，那麼就應如他自己嘗試提出的「流動模式」（Tidal model）
一般，致力於使精神衛生護理的實踐成為可能，他自己對於「流動模
式」的闡釋如下：

---

[6] Barker & Buchanan-Barker以及Keen（2003:29）都主張應將 "psychiatric nursing" 與 "Mental
health nursing" 這個兩個概念區分開來，因為它們顯然各自代表不同的理念。

　　人對自我、經驗世界（連同對他人的經驗）的感覺，是與他自己的生命故事，以及此中產生的各種意義，不可分地連結在一起。流動模式嘗試建構一種基於敘事（narrative-based）的實踐形式，它明顯不同於當代大部分基於實證（evidence-based）的實踐。前者總是關於特殊的個人實例，而後者則是基於一般人口的行爲，且這些人口中的成員都被假定是等同一致的。更重要的是，流動模式的敘事焦點，並不在於關切如何解開個人目前生命問題的因果歷程，而在於運用個人旅程的經驗及其相聯結的意義，而爲其邁出「下一步」繪製圖解：我們所需要做的因而即是，幫助個人繼續開展他們的生命旅程。（Barker, 2003:100）

透過Barker的生命流動模式，我們也可以看到回復模式與精神分析理論的不同，他們並不糾結於想找出致病的心理原因，而是要以人向未來發展的開放可能性，來使病人走出症狀的困擾。

　　總結上述幾位學者關於回復模式的闡發，我們可以看出，回復模式之所以能以「精神衛生護理」，取代依附於精神病學之實證醫學模式的「精神病護理」，即在於：(1)相對於精神病學之專業知識診斷的對象分類，造成病患的「去能」與必須「學會無助」的缺失，回復模式則強調透過病人敘事的生命史建構，以使病人的經驗能優先呈顯出來；(2)相對於生命醫學倫理的原則主義，它不從能夠進行理性選擇與具個人主權地位的自主性原則來看待精神病人，而是強調應從建構眞實的自我所必須經歷的生命史敘事，來看待病人具有決定轉變的自主潛能，以使病人能以行爲人的身分，參與賦能（empowerment）的照護計劃；(3)在回復模式的生命史敘事中，精神症狀即不致於被精神病學化約成身體生理上的疾病，而是能重新被詮釋成生命的問題。如此一來，對於精神衛生護理而言，協助病人進行開創生命

之未來可能性的意義詮釋問題，就比觀察分析病人致病因素的因果解釋，更為重要。這些基本觀點，都極有助於精神衛生護理的教育訓練與實務內容的界定。

三、精神衛生護理的對話理論奠基

　　回復模式透過自我的生命史敘事，將精神病症理解為屬己的生命問題，並由此取代精神病學之疾病分類手冊的知識權力宰制。這使得「以病人為中心」的理念，能透過病人認同他自己即是生命史敘事之真實作者的方式，自主地以行為人的身分，參與有助於他自己未來發展的照護計劃，而達成精神衛生護理療癒的最終目的。這種以回復模式取代醫學模式的精神病醫護理念，同時翻轉了精神病學的治療與精神衛生護理的主從關係。精神病學的藥物治療，只是緩解精神病症或達到鎮靜。對於造成精神疾病的生命困結，只有透過在精神衛生護理中，護病共同關懷的生命技術，才能使病人回復他能自我發展的潛能。現在進一步的問題因而在於，我們必須能解釋為何敘事與傾聽的對話過程，即能促成病人面對自我，並因而能夠透過醫護的對話情境，在生命故事的敘述中，重新建構個人社會化的自我認同。回復模式的自我敘事與生命流動模式，若不能明確指出在敘事對話中，療癒效力所依據的基礎何在，那麼回復模式就可能停留在善意的護理浪漫主義中，[7]而沒有落實成為精神衛生護理之具體實踐的理論基礎。

　　與在回復運動中，透過傾聽病人的生命史敘事，以在更好的故事建構中追求生命的流動不同，著名的護理學家Peplau在60年代即嘗試將她的治療性人際關係理論應用於精神病護理。她在當時即注意到，病人在其自我敘述以及與他人的對話中，經常會將「內在於病

---

[7] 若精神衛生護理不能對精神病照護的療癒效力提出說明，那麼面對反精神病學主義者對於精神病治療之不人道的批判，以及對於精神病藥物之副作用的高度疑慮，我們就可以理解為何許多人要放棄正規的精神病醫療，而嘗試接受像是自助團體、靈療、宗教療癒等新興的「另類治療」。對此請參見：Keen（2003:30-31）的分析。

人語言行動中的思想病理學」表現出來（Peplau, 1999:16）。[8]她舉例說，病人有時會事事徵詢照護者的許可，甚或不斷投訴他人的不是，這種語言行為就很可能是在反向操控醫護人員，以使他們扮演在他自己所扭曲的生活世界中的相關角色。病人也經常會以誤用人稱代表名詞的方式來逃避面對自我，在對話中涉及到他自己時，他經常會以「他們」而不是以「我」做為主詞來回答問題。這些事例都顯示我們不能忽視，在面對精神病患時，真正困難並不只在於他的言語奇怪難以理解，或他的敘事斷續不連接，而在於他的自我總是深深地隱藏在防衛機制背後。精神病患對於他自己生活故事的敘事，不僅是有意或無意地抗拒被理解，更可能同時包含他自己也想操控他人的論述權力。回復模式因而很可能只理解到病人在生命史敘事中，語言使用的表層意義，而沒有理解到它的深層意義所在。[9]

　　Peplau將這些表現在語言行為中的思想病理學症狀歸諸於：「(1)出於個人潛能的病理學誤用，而產生在思想、情感與行動方面的困擾；與(2)對於在社區中，健康的社會互動絕對必需的智性，或人際互動能力的不足或缺陷」（1999:14）。這兩項因素阻礙個人自我發展的潛能，並造成精神病護理的困難。Peplau因而一方面定義說：「精神病患之護理照護的目的在於：協助病患，使其具有在社區中創造生活的潛能，能得到充分的發展」（1999:14），但鑑於上述兩項

---

[8] Peplau：〈精神治療策略〉（Psychotherapeutic Strategies, 1999）這篇論文，原出版於1968年（Perspectives in Psychiatric Care, VI, pp.264-270）。

[9] 在二十世紀六〇年代以後，試圖透過語言病理學來理解精神病症狀，已經是一種普遍被接受的觀點。像是Szasz雖然以他的反精神醫學主義而著名，但當他將精神疾病視為一種行為理論的問題時，他的觀點其實也是想透過語言哲學來重新詮釋精神醫學。此可參見，Szasz《精神疾病的迷思－個人行為理論的基礎》（1961）一書的第二部分。當時在德國，不少受批判理論影響的學者，像是Alfred Lorenzer也同樣主張，精神疾病的心理分析其實是語言研究的一部分。參見，Lorenzer，1973: 88ff.。哈伯瑪斯因而也主張針對精神疾病的理解，我們必須發展出一套深層詮釋學，以能突破病人的防衛機制。哈伯瑪斯的嘗試可以參閱本書第五章的闡釋。

阻礙的存在，她即進一步建議說：「在精神病學的考慮中，護理照護所運用的策略或進路，必須能對病患表現出來的病理學行為側面，具有可以論證的衝擊作用（demonstrable impact）。再者，這些策略對於病人所產生的效益，或其導向精神健康方向的強迫拉力，也必須能持續地維持」（1999:14）。為了達到這個目的，他最後並指出，在精神疾病的療癒中，至少應依循以下兩個策略，來制定精神病護理的照護計劃，亦即：

(1)在護理環境中的行為互動，病患與護理人員之間的相遭遇，不能重蹈會產生出病理學問題的情境，而是應能對新行為的發展提出刺激；

(2)護理師所使用的口語策略，必須迫使病人能對其使用的語言與思想發生轉變。（Peplau, 1999:19）

然而上述在回復運動中的自我敘事模式與生命流動模式，對於他們可以透過何種口語策略，以使病人能跳脫重複產生病理學問題的情境，而產生具療癒作用的精神病護理策略，卻仍缺乏明確的說明。

在Peplau之後，P.J. Barker, Reynolds & Stevenson等人，也嘗試依據Peplau的治療性人際關係理論，為精神病護理的理論與實務建立人文學的基礎。他們主張完整的精神病護理，至少必須以下列四項前提為基礎：

〔前提一〕精神病護理是互動的、發展性的人類活動，它更關切的是人的未來發展，而不是他們現有之精神困擾的來源或原因。精神病護理關切的因而是，建立能提升病患獨有的成長與發展所必需要的條件。且此種成長與發展，必然涉及到他個人對於與精神失常相關

的生命問題的調適與克服。

〔前提二〕與精神失常聯結在一起的精神困擾之經驗，是經由公開的擾亂行為，或經由相關個人才知悉的私人報告，而被呈現的。精神病護理必須提供必要的條件，以使人能接觸與審視這些經驗。此種合作地使人能重新做為自己生命的作者，涉及到對過去苦惱的療癒；對當前苦惱的減輕；並為未來的發展開放了道路。如果護理人員是以夥伴的方式工作，那麼他們的工作就必須始於人自身的經驗，而非始於人做為病人的經驗。

〔前提三〕護理師與他所照顧的人共同從事一種相互影響的關係。這假定照護經驗的反思性質，將對護理師、他所照顧的人與其他重要的他人產生改變的作用。不論何種照護的脈絡，護理都涉及到人的共同關懷（caring with），而不只是單方面的照料（caring for）。

〔前提四〕精神失常的經驗可被轉譯成日常生活的各種問題。精神護理的實踐非常獨特地座落在日常生活的脈絡中。聚焦個人在他們的人際世界脈絡中與自我以及他人之間的關係，護理實踐的焦點因而在於，協助人們表達他們對於精神失常的反應，而非聚焦於透過專業建構所定義的失常本身。

從這四個前提中，我們可以發現，基於治療性人際關係的人文主義護理學者，與回復模式一樣，都肯定病人具有未來發展的潛能，並因而強調理解病人本身經驗的重要性（前提一與二），但他們更強調在日常生活的實踐脈絡中，精神病護理的活動必需在共同關懷的關係中，產生有所改變的相互影響作用（前提三與四）。在這種以「共同關懷」為重點的精神衛生護理中，我們對病人主要的關懷照護，即是應使病人能從關懷他自己出發。在這個意義下，人文主義護理強調精神病護理應「涉及到人的共同關懷（caring with），而不只是單方面的

照料（caring for）」。

　　人文護理學者雖然有進於回復運動的敘事模式，強調治療性人際關係的重要性。但相對於精神病學的藥物治療，他們卻同樣困擾於：「『治療性人際關係』這個理論在我們的實踐中真得有用處嗎？」（P.J. Barker, Reynolds & Stevenson, 1997:665）換言之，他們雖然認同Peplau對於精神病療癒的兩個護理策略，但他們卻無法為此找到在療癒上有效的理論基礎。直到最近，才有愈來愈多的學者主張，應嘗試將精神衛生護理的回復模式與哈伯瑪斯的對話倫理學結合在一起，一種具療癒有效性的人文護理，或許才能得到清楚地闡釋。對於回復模式與哈伯瑪斯對話倫理學的整合研究，目前仍然處於萌芽的階段中。但如同 Fardella所期待的：

　　　哈伯瑪斯對話倫理學與回復模式的整合，將使得那些在合作地趨向關懷的回復模式中，參與者實踐上所需的道德與認知屬性，變得清晰明確。把哈伯瑪斯的對話倫理學包含進來，將可為回復模式提供在與自我或他人的關係中，主體轉變能力之發展與評估的判準。（Fardella, 2008:120）

可惜的是，Fardella與其他學者一樣，對於哈伯瑪斯的對話理論仍未做出較為完整的認識，[10]以致於他們並沒有意識到，將哈伯瑪斯的對

---

[10] 像是Robertson與Walter在其簡介精神病倫理學之新進路的論文中（2007:413-415），對於對話倫理學的闡釋，就有很多明顯的錯誤存在。Fardella對於哈伯瑪斯對話倫理學的理解（2008:120-123）則正確許多。但嚴格說來，他在這裡引用對話倫理學來結合回復模式是不恰當的。因為對話倫理學是應用在有關實踐問題之規範正當性的證成之上，但病人在精神病症狀中所涉及的卻不只是與他人進行社會互動的規範正確性問題，而是還包括其對世界之真理性與對自我內心的真誠性問題，因而在精神病學的療癒性交談中，採用哈伯瑪斯包含更廣的「對話理論」（Diskurstheorie）做為理論基礎，或許才是更適當的。

話倫理學與回復模式做進一步的整合，其理論目標應即在於，建構出能實現Peplau為有效的精神病療癒所提出的兩項護理策略的具體作法。

在當前精神衛生護理的理論情境中，哈伯瑪斯的對話理論之所以是合適的人文護理基礎，這可從兩方面來看：(1)哈伯瑪斯在其溝通行動理論中，首先依據語言行動理論，將語言行動區分成「以言行事」與「以言取效」兩種不同的使用方式。「以言行事」意指我們透過語言的意義理解，就能達成人我之間的行動協調。而「以言取效」則指像是威脅利誘等語言使用方式，它們在透過語言操縱他人來達到自己的目的時，即需借助在語言的意義理解之外的強制力。對於哈伯瑪斯而言，人際之間的語言溝通若是依據以言行事的方式來進行，那麼這就是在建構一種「以意義理解為取向的溝通行動」。若是依據以言取效的方式進行，那就是在進行一種「以成功為取向的策略性行動」。在意義理解取向的溝通行動中，每一個人都是不受強迫的、自主的溝通參與者，這種互動形式所構成的社會即是我們的生活世界。但若以成功取向的策略行動進行互動，那麼我們就需要建制一些能對個人產生強制力的社會系統。反精神病學主義與後現代的解構主義對於精神病醫療體制的批判，即是意識到現行精神病學單方面的專業知識論述，已形同是對精神病人施加權力操縱的系統宰制。但這種批判，很顯然並沒有看到在精神衛生護理的治療性人際關係中，我們仍可以發展出另一種更根本的「以意義理解為導向」的護病對話形式。

(2)在精神衛生護理的回復運動中，從「自我敘事」、「生命流動」到「共同關懷」等不同模式的發展，其內在的理論發展邏輯，顯然即在於嘗試擺脫精神病學之專業知識論述做為「以言取效」的權力宰制，而追求使病人能在無強迫的敘事對話中，成為「以言行事」之自主的溝通行動參與者，以達到使病人重新「賦能」的目的。而哈伯

瑪斯的「對話理論」即正是要解釋，在溝通行動中推動我們透過語言溝通而完成行動協調的「以言行事效力」（illocutionary force）之基礎究竟何在？我們若要回應Peplau的建議，說明治療性的人際關係在精神衛生護理中真得具有療癒的作用，並能為病人的決意改變提供有衝擊作用的口語策略，那麼這個問題的理論基礎，即在於它必須借助語言溝通所依據的以言行事效力的可能性條件，來加以說明。將回復自我的共同關懷模式與哈伯瑪斯的對話理論整合起來，因而即可說是，在當前重構精神衛生護理之理論基礎的必要研究進路。

在哈伯瑪斯的對話理論中，我們能透過語言溝通產生行動協調的相互影響作用，其基礎即在於：當我們在說話行事中所隱含的真理性、正確性與真誠性宣稱，都能被聽者無強迫地接受的話，那麼他就能在自主同意的基礎下，去嘗試實現人際之間的行動協調。這表示說，在透過語言溝通以協調行動時，溝通參與者都必須假定，在關於世界、他人與自我的語言表達中，其內含的真理性、正確性與真誠性，都必須對聽者而言是無可疑慮的。若聽者對此有所疑慮，那麼說者即被期待，他必須透過充分的理由來使聽者信服，以能在溝通夥伴的對話討論中，兌現他在語言行動中所隱含提出的有效性宣稱。語言行動之有效性宣稱的批判可兌現性，因而即是對話之具有「以言行事效力」的可能性基礎。在精神衛生護理中，我們與病人之間的療癒性交談關係，目標雖然不在於達到對世界具有真理性、對規範具有正確性與對內心表白具有真誠性的理性共識目標，但只要能依據使有效性宣稱具批判的可兌現性之對話討論原則，去一方面看出「內在於病人語言行為中的思想病理學」，而質疑他的有效性宣稱的可兌現性；在另一方面，則借助討論的口語策略，去衝擊病人進入論述理由的對話過程，那麼這樣就能開始「迫使病人能對其使用的語言與思想發生轉變」，而不致於使護理照護「重蹈產生出病理學問題的情境」。

本章結語

　　在將對話理論應用於精神衛生護理之共同關懷的回復模式中，「病患」的身分即與一般人無異，在交談中大家都是具有溝通資質的討論參與者。我們在護理過程中，為避免病人陷入產生精神病症的言談模式，而展開與病人的交談。此時透過討論性詰問，做為引發病人參與對話交談的手段，並不是意在挑剔或批評病人，而是以蘇格拉底式的無知，預先假定病人的陳述是真實、正確與真誠的，再從內在於其語言行為中的思想病理學表現，促使他願意為其主張的有效性宣稱，提出令人信服的理由。一旦病人參與這種與療癒有關的交談，那麼他就隨時可以在思考如何能兌現言談的有效性宣稱，而回復到他自己做為自主的溝通參與者的身分。他在精神病症中所扭曲的生活世界，也將因其能進行理據之有效性證成的超個人主觀思考，而具有重新合理化其生活世界的語言論述空間。在護理人員接生真理的無知詰問中，病人的言說行動即可因他一開始就獲得肯定與承認，而使得他在言談中必須為其言說的有效性宣稱提出說明。這樣一來，他的自我就無法再隱藏在個人心理防衛機制的背後，而是必須在交談中，因不斷面臨到來自溝通夥伴更好、更有力的論證，而被迫釋放出他做為溝通參與者的自主潛能。在此，一種基於回復自我之共同關懷的精神衛生護理，即可建立在以對話理論為基礎的療癒性交談之上。

第五章　心理治療的詮釋學轉向與生活世界的溝通合理化要求

—— 論哈伯瑪斯對於佛洛依德精神分析的方法論反思

　　心理治療做為個人生命存在狀態的改善，同時涉及到對行為意義的理解詮釋與自我改善的實踐行動。基於心理因素而出現的精神病症，做為一種疾病療癒的對象，無法被化約成只是身體機能上的問題。在精神分析中，心理療癒的可能性，有待於被治療者在醫病的對話情境中，參與對自己行為意義的理解，以透過自我反思重建其社會化的自我認同。心理治療因而不只是自然科學的醫學問題，而是與人文科學的詮釋學以及倫理學有著深刻的關聯。透過心理壓抑所產生的精神病徵，表顯的是個人行動願望與社會規範之間的衝突。一旦自我與他人的公開溝通受到扭曲與阻礙，那麼透過凝縮作用所形成的不可理解的符號象徵，即阻礙了自我與自己或自我與他人之間的溝通，從而造成焦慮或強迫性的想像與行為。心理諮商與精神分析實即透過醫病之間的對話，重構在生活世界中能兌現溝通合理化要求的條件，以使療癒主體能反思地再學習社會化之自我認同的教育成長過程，從而得到治療。心理治療既然試圖透過醫病之間的對話，使病人能反思地重構其行為意義的脈絡可理解性，與其行動願望之公開表達的倫理許可性，以緩解病徵、恢復正常。因而它必須進一步在處理意義理解的詮釋學，與研究行為之應然的倫理學中，為他自己的方法論找到證成的基礎。

　　心理治療的「詮釋學轉向」（hermeneutic turn）早已經展開，但心理治療的「倫理學覺醒」（ethical awakening）卻顯得沉寂許多。[1]我們其實可以說，當心理治療在佛洛依德的《夢的解析》中，透過自由聯想而非經由催眠以建立精神分析的文本時，即已經開始了它

---

[1]　從「詮釋學的轉向」到「倫理學的覺醒」，這一對術語採用自Donovan, 2003:292。心理治療的倫理學－政治學覺醒，曾被法蘭克福學派運用於對意識形態的批判，但這還不是針對心理治療之方法論奠基的討論。

自己的詮釋學轉向。[2]二十世紀四〇年代在歐陸出現的「存在分析」
（Existential Analysis）心理治療，與六〇年代在美國開始盛行的「人
文主義心理學」，都可以看成是對晚年佛洛依德在「後設心理學」
（Metapsychologie）的人格理論中，依實證科學模式所建立的生物
本能論的批判性反動。[3]存在心理分析與人本主義心理學以「存在主
義」與「現象學的詮釋學」，做爲批判心理治療與心理學理論的行爲
主義與實證主義的方法論基礎，逐漸也使得本土心理學的研究具有可
能性與必要性。因爲現象學的詮釋學對於科學化約主義的批判，即是
把做爲分析者與被分析者置身情境所在的本土文化（亦即在意義理解
中植基於傳統文化與生活世界的前理解），視爲在心理治療的精神分
析中所不可或缺的根源視域或必要條件。

　　心理治療的詮釋學轉向，因而可以被理解成是回歸到青年佛洛
依德在精神分析的治療實踐中所發展出來的意義批判理論。但當前在
存在心理分析、人本主義心理學或本土心理學研究中所推進的詮釋學
轉向運動，是否已經能夠在方法論的理論高度上：一方面闡明隱涵在
佛洛依德精神分析的心理治療中，透過病人參與在溝通對話中的意義
理解活動，以在其自我反思之中，促成其採取實踐行動以改善生命存
在狀態之倫理療癒的目的；而在另一方面，它是否能適當地回應在心
理治療專業化之後，對於客觀化可操作的技術性需求，以抗衡當前心
理治療技術的實證主義傾向。這兩方面都還令人有所疑慮。精神分析
做爲一種心理治療，其有效性預設了：透過對話溝通的意義理解，必
須具有能產生行動實踐的規範效力。因而對於在當前心理治療的詮釋
學轉向中，現象學的詮釋學是否足以爲病人提供具倫理性的行動方向

---

[2]　這個說法參見Habermas（1968: 305f.）的解釋。

[3]　參見Burston（2003: 312ff.）對於這兩個運動在歐陸與美國推動發展的介紹。

指引，是我們應進一步加以考察的問題。

繼詮釋學轉向之後，心理治療的倫理學覺醒做為心理學研究的自我挑戰，同時逼顯出以現象學的詮釋學做為心理治療之方法論基礎的有效性界限。這個工作早在上個世紀的六〇年代後期，就被德國哲學家哈伯瑪斯提出來。但他的研究在心理治療領域中的理論與實用價值，卻似乎直到現在才開始受到重視。哈伯瑪斯在其著作《知識與興趣》（1968）中，首度從方法論的角度，對佛洛依德精神分析的方法進行了反思。他主張佛洛依德以精神分析做為心理治療的基礎，是建構了一種既非基於實證的經驗科學，又非基於一般人文科學之詮釋學所能處理的「深層詮釋學」（Tiefhermeneutik）。心理疾病在本質上是日常溝通的扭曲。哈伯瑪斯批判佛洛依德把他自己在精神分析的對話情境中所從事的解釋邏輯（Logik der Deutung in der analytischen Gesprächsituation），誤解成一套以科學技術主義為主的「後設心理學」。結果造成佛洛依德在心理治療中，不當的以泛性論或本能決定論來看待在心理療癒中的主體，而遺忘了精神分析的心理治療的可能性，即在於必須以病人為中心，視他為在日常生活世界中能進行溝通對話的言談倫理主體。

本章因而要透過哈伯瑪斯對於佛洛依德精神分析的方法論反思，來說明哈伯瑪斯如何在他的《溝通行動理論》中，透過在日常生活世界中的溝通合理化要求，說明在心理治療的詮釋學轉向後，能進一步使療癒主體產生實踐行動，而達到心理療癒目的的語言哲學基礎。為此之故，我將首先透過心理學家與精神分析師在應用詮釋學處理心理治療時，必然會遭遇到的問題，來考察在心理治療的實踐中，我們所需面對的詮釋學與倫理學的問題向度之所在；其次，我將透過哈伯瑪斯對於佛洛依德精神分析的方法論反思，來說明詮釋學對於建構心理療癒的方法論基礎的不足之處；最後，我將說明哈伯瑪斯為

何認爲他的溝通行動理論，可以借助「社會化理論」（Sozialisation-stheorie）來取代動機理論，並以人我互動的歷史與自我認同的「教化過程」（Bildungsprozessen）來取代本能命運的假說，而以此超越晚年佛洛依德建構後設心理學的「科學主義的自我誤解」，達成說明心理療癒之可能性的方法論基礎所在。

一、在心理治療中詮釋學與倫理學的方法論關係

一般而言，在心理治療的實踐中，心理治療師對於病人至少應該提供哪些協助，學者Owen曾經非常簡要地綜合出以下四個工作重點，包括：

[a]在新的脈絡中理解病人的問題。在這些新的脈絡中，原先對病人無意義與無關聯的事件，被從在治療上有效與有關聯的觀點（亦即從其心理—詮釋學的立場）加以澄清。治療的核心問題即是必須把過去發生的事件、充滿恐懼的預期與有疑惑的感受，在當前變成是有意義可言的。

[b]把事件、思想與情感串連起來，好像他們本來對於病人是不曾發生之事，但是卻從治療者的觀點中發生了。這也就是說，必須能在心理動力的意義上進行詮釋，並視之為日常因果關係的詮釋。這樣的想法建議把可能的「原因」當成是對情緒或行為有影響或產生動機的要素。

[c]幫助病人不要忽視他們自己的力量，減少他們有害的自我挑剔。幫助病人欣賞他們自己的能力，而非執著地視為自己為軟弱、易受攻擊、不被人喜愛、既差勁又無用的人。用這種方式來幫助他們不要把自己的自我形象或對他人的一般感覺加以「物化」（reification）。

[d]進入非獨斷的對話中，與病人一起分析情緒與相關的情境（包括直接的治療情境），以使他們能夠做更好的決定並提升他們的生活品質。（Owen, 2004:340-341）

　　在這些對於心理治療的工作提示中，我們可以明確地發現兩組有待解釋的問題：第一組包括前兩個工作項目，這是對精神病徵的意義詮釋問題；第二組則包括後兩個工作項目，這是針對如何對待療癒主體的問題。在第一組問題中：第一個工作項目(a)的要求，在於如何將看似無意義的事件，透過意義詮釋的活動使之成爲組構個人生活史脈絡的一部分，並使這些原先對這些事件並無意識的作者對此產生有意義的理解；第二個工作(b)在於，必須把治療者的意義詮釋的有效性，當成具有對行動或情緒能產生影響作用的因果性解釋。換言之，心理治療對於「症狀」這種文本的意義詮釋工作有兩個要求：(a)必須將被原作者（病人）視爲無意義的文本，理解成讓作者能發現其原意所在的脈絡；(b)在心理治療中透過理解與詮釋活動所建構的意義脈絡，必須具有因果解釋的效力。在第二組問題中，心理治療的工作要求加強(c)以非物化的方式強化主體的自我認同，(d)並能在對話中促成主體做出較好的行爲選擇與提升其生命的品質。

　　本章以下即稱前述(a)與(b)的工作項目爲「心理治療的詮釋學問題」，稱(c)與(d)爲「心理治療的倫理學問題」。心理治療的詮釋學問題主要是關於如何能在詮釋中取得意義理解之客觀有效性的問題，在此意義理解的普遍有效性取代基於經驗事實之因果解釋的客觀性，從而使心理分析被視爲是有效的治療方式：如同在(b)的要求中所顯示的，心理治療的科學性所需要的因果必然性解釋，事實上是基於在理解中所建構出來的意義脈絡，而非基於可實證測量的發生事件；而在(a)中則顯示，透過解釋所建立起來的意義脈絡，之所以能具有因果解釋的客觀有效性，乃基於它的解釋能獲得病人的認可同意才得以產生作用。至於心理治療的倫理學問題，其關鍵在於倫理主體的重建。如同(c)的要求所隱涵的，一旦我們習於將特定的心理狀態物化成爲某個具體不變的實體性自我，這恰好是使自我無法再改變的障

礙；因而(d)要成為一個能實踐善生活的主體，即必須能在對話中對其所在的處境做出回應，以能從溝通的交往互動中，重新建構其社會化的自我認同。

　　心理治療應透過意義理解的普遍性建立對病人行為解釋的客觀性，並針對病人所在情境的對話，進行自我認同的改變。就此而言，心理治療的方法論並不需要奠基在具因果必然性的經驗行為解釋與實體性的自我理論之上，而是需要在醫病的共識溝通中，重建可普遍化的意義詮釋脈絡與一個能自我決定的倫理主體。現象學的詮釋學，在奠基於因果必然性之自然科學的實證主義模式之外，為人類有意向性的行動提供了意義理解的基礎；而存在主義則為一個非具固定本質、並能透過自由抉擇為自己的存在負起責任的主體，提供哲學的奠基。因而以現象學的詮釋學或存在主義做為方法論基礎的人本主義心理學或存在心理分析，當然已經算是對於心理治療理論所進行的方法論深化。但問題是，現象學的描述性態度與詮釋學的文本理解取向，似乎都仍有強烈的理論觀察者取向，這能否促成療癒主體採取主動參與的態度，並能在反思中認取它自己行為的意義；而存在主義所具有的「存活的獨我論」之傾向，是否能使療癒主體透過人際互動的方式重建其社會化的自我認同，以消解他因逃避溝通所產生的心理壓抑，這些都還有再商榷的餘地。

　　心理治療師的工作經驗顯示，有一個必須被重視的基本事實是：「在治療中占第一位的善即是幫助病人改變……病人會來治療就是因為他們不滿意生活的某一部分，而想要有所改變……（現象學的）理解如果是有用的，那麼它就應當能幫助病人改變他的存在方式或接受它（這也是一種改變）」（Cass, 2004:88）。在此，能讓病人產生改變的心理治療方式，並非是為病人開立一份道德清單。正如Abrams與Loewental對於英國心理諮商與心理治療學會為規範「好的

治療實踐」提出「倫理學架構」所進行的質疑一樣，他們說：「對於心理治療與諮商仍然存在的議題是：我們是社會化的行為人本身嗎？為了改善的目的，我們能將自己置於已經懂得道理的立場上，而為〔病人在〕道德或社會上的『善』提供治療嗎？草擬一份道德的清單就是邁向專業化的表現？抑或是，當我們在病人之前設立一套專業系統時，就是潛在地做了不道德的事」（Abrams & Loewental, 2005: 82）。造成心理疾病的原因之一，如果即是社會規範的巨大壓力，那麼心理治療顯然不能也不應該把倫理規範對個人的壓力任意地合理化。就此而言，基於詮釋學所主張的意義理解的歷史脈絡相對性，以及存在主義的個人主義所支持的後現代觀點，反而對心理治療更具有理論指導的意義。

　　心理治療的目的在於人的生命存在狀態的改善，這使得任何心理治療理論在其醫療實踐中都得面對，他們在詮釋學與倫理學方面所交叉產生的困境。[4]在前述心理治療的詮釋學問題這一方面，如果他們的治療是有效的，那麼就得為此建立一套能操作的系統。而這預設在其意義理解的詮釋中(a)所具有的因果解釋效力必須是普遍有效的(b)，但若心理治療係以人的療癒為核心，那麼這就得預設他們所治療的對象是一個不被過去的經驗決定，或能被操縱控制的實體性存在(c)，而是能自主改善的倫理主體(d)。因而反過來看，如果心理治療的倫理學問題，必須預設療癒主體具有行動參與的能力，那麼任何精神分析的意義理解理論就不可能有普遍有效的方法論操作模式。除非，在精神分析的醫病對話中，心理療癒的主體能主動參與對其不可理解的思想行為模式的意義詮釋活動，並因而能反思地重新學習在溝

---

[4]　學者Wallwork（1991）稱以下這些心理治療的方法論難題為「決定論與治療自由的悖論」。

通互動中進行社會化的自我認同過程，否則心理治療的目的似乎根本就達不到。

　　如果說整個心理治療的療癒可能性，就在於透過意義詮釋的過程，以產生主體自我改善的可能性。那麼心理治療在意義理解方面的詮釋學問題，最終就是療癒主體在行動實踐方面的倫理學問題。但這兩者的結合如何可能？在心理治療的詮釋學轉向之後，如果進一步的倫理學覺醒是必要的，那麼需要什麼樣的「詮釋學－倫理學」理論，才能為心理治療提供療癒的方法論基礎？安娜·佛洛依德中心（Anna Freud Centre）的心理分析師Mary Donovan曾主張，只有訴諸當代德國哲學家哈伯瑪斯在其溝通行動理論中所提出的「對話倫理學」（Diskursethik）理論，才能提出解決的辦法，她說：

　　我們從哈伯瑪斯早期著作中所得出的架構，可以說正是在討論應用一種科學研究的特殊典範的嘗試，我們努力從事的是一個不容易處理的領域。在此解釋研究的對象是自身即能生成意義的主體。這類意義只能經由解釋／詮釋性的立場才能通達。我們處在表現出自然科學與詮釋學的研究邏輯有所不同的領域中。在此解釋性的研究，只著重於從外在的觀點來處理可客觀化的過程；而詮釋性的研究，卻是著重於從內在的觀點來處理主體性與意義的問題。

　　至此我已觸及到在傳統自然科學典範內，區分第一序治療之不同種類的「科學」與「倫理」的嚴格區分。值得注意的是，緊接著二十世紀八〇年代第二序治療的詮釋學「轉向」後，隨之而來的即是在系統領域內的倫理－政治學的覺醒。這特別是透過在那個時代影響深遠的女性主義文獻而顯著地表現出來的。我們或許可以問，為何自八〇年代以降，系統治療的詮釋學／後現代主義轉型為什麼不能多做一些事，以能挑戰倫理學考慮的現實取向與不斷地邊緣化的傾

向？我個人認爲答案在於，詮釋學與後現代主義的倫理學相對主義與多元主義，即是它們爲何不容易適用於心理治療之實踐的主要原因。（Donovan, 2003:291-292）

Donovan在此從心理治療的實踐運用這個第一序的問題，區分了「科學」與「倫理」的不同要求。因爲如果心理療癒的目的是人的生命存在狀態的改善，那麼這當然是涉及到生命意義的倫理學問題，而不只是自然科學的因果解釋問題。當代心理治療的詮釋學轉向，已是正確地在第一序的心理治療的醫療實踐問題上，將意義理解的問題與科學解釋的問題區分開來。然而就Donovan的觀點來看，心理治療在第二序的方法論反省的問題上，卻並未隨著詮釋學的轉向而有進一步的「倫理學覺醒」。也就是說，在心理治療中，倫理學的問題似乎仍只是單向地對病人進行實際的行爲勸說，而沒有在執行心理療癒的過程中，反思心理治療的方法是否眞能讓病人有實踐其自我改善的空間。這使得心理治療在詮釋學的轉向後，似乎只能接受詮釋學的意義詮釋與價值判斷的相對主義，而使得能達成心理療癒的意義理解的普遍有效性與倫理主體的實踐改善，失去其規範性的基礎。Donovan因而主張有必要借助哈伯瑪斯「早期著作」（《知識與興趣》）的理論架構，來探討第二序（方法反思層次）的心理治療的倫理學覺醒問題。[5]Donovan的建議值得考慮，本章底下即試圖爲此提出更進一步

---

[5] 本章底下透過Mary Donovon的提議，從哈伯瑪斯的溝通行動理論與對話倫理學，來說明在心理治療中的「倫理學覺醒」之重要性與必要性。但這不表示，只有哈伯瑪斯才意識到在心理治療的詮釋學轉向後應有進一步倫理化的問題，而是要透過哈伯瑪斯的批判理論來論證，在佛洛依德根據《夢的解析》推動心理治療的詮釋學轉向後，以現象－詮釋學或存在主義哲學爲基礎，所進一步發展的各種心理分析方法，所含有的心理治療之倫理化的要求，爲何在治療實踐的方法論上，能具有對抗當前心理治療之科學實證主義取向的效力與正當性。對於當代的存在現象學在心理治療的倫理化反省方面，一位匿名審查人曾從存在現象學的角度，提出與哈伯瑪

的討論。

斯的溝通理論相互呼應的方法論反思。我將之摘錄如下（我對引文做了一些小的修飾），以補充本章直接跳過介於佛洛依德與哈伯瑪斯之間的存在分析與人文主義心理學之理論發展，而有說明不夠充分的缺憾。這位審查人說：「存在現象學與精神醫師Van den Berg認為，他的病人遇到的不是知識的瓶頸，而是孤單、孤獨且無法跟別人分享（share）的狀況。若心理治療專業者讓病人認為他只是在操縱一些知識模式、讓他覺得不能再信任、讓他好像沒有遇到真實的人，當他無法信任或和專業者建立一個好的關係時，他其實複製了他原來所受到的創傷，他就是因為無法與人分享。Van den Berg在《不同的存在》這本小書裡，針對心理治療知識做了現象學還原式的討論和分析，針對傳統精神分析在心理動力學方面的基本概念進行現象學的還原，而非批判與詮釋。他在這樣的還原中，首先提到四個概念：Projection→Object world；Conversion→Body；Transference→Relation；Distortion of memories→Temporality。一般在心理病理學上，如果病人覺得孤單，可能會在這四方面生症狀。第一個顯現在他跟外在世界的關係，也就是產生一個投射（Projection）。一個有名的例子是，一個年輕人走到街上去，覺得所有的房子都要倒下來，後來他不敢出來。這樣的投射被視為是他的幻想、幻覺，當這種幻覺轉換到更具體的方面，像背痛、頭痛、腰痛等等，這些轉移（Conversion）到身體的症狀表示他有些問題無法談論出來。第三個部分是會將問題轉移到人際關係中（Transference），這在精神分析上是一種轉移，不管情緒或妄想的轉移，好像都可以客觀地發現這樣的症狀。另外是，在記憶上過去和現在是斷裂的（Distortion of memories），所以他對時間、未來的感受在心理疾病顯現的狀況上也是斷裂的。Van den Berg要檢討的是，傳統的心理動力學認為這四個方面是病人的內在出了問題。這問題躲在裡面，非常實在地被包在那邊。問題只在於我們如何將之抓出來，就像將一條蟲抓出來。若能以心理學知識與技巧將這條蟲抓出來，那就是成功的心理治療，這是非常實的心理領域。但Van den Berg要回過頭來看，若不以這四個診斷來看這些現象，而是我們作為平常的健康的人，我們有沒有這些現象？我們會不會有投射、轉移，會不會聽到某句話就生氣？會不會遷怒他人？或者說，我們在某些狀況下的記憶會不會混亂、扭曲？既然一般人都會發生這些狀況，對外在的環境、自己的身體、人際關係、時間的感受，我們都會有類似病人的狀況，那麼我們和病人的差別在哪裡？有人會說，對呀，其實我們都是病人，只是嚴重程度不一樣而已。但我們可不可以說出本質上的差別？要嚴重到何種程度才需要治療、幫助？Van den Berg給的答案是：當他無法分享的時候。平常覺得蠻好的感覺，今天突然覺得不一樣了，但我們若可以分享，表示我們是在另一個地方遇到心理上的障礙或不喜歡的事情，我們可以發現自己在遷怒他人或發現自己的記憶混亂了，當這可以分享出來的時候，就不會有情感上的波動一直在困擾著。但病人的狀況是無法說出的，無法給出一個出口，他會在那邊轉，這些症狀會形成一獨立發生的狀況反過來影響其生活。Van den Berg說，我們為何不用右邊的四個範疇來思考心理病理學的本質？是否一定要用精神分析用的語詞？他認為這是牽涉到心理治療知識的問題。這兩組範疇所牽涉到的知識和運用知識的態度是不一樣的，這論述當中已經隱含了『倫理學的覺醒』」。透過這位審查人對於Van den Berg的存在現象學的陳述，可見Van den Berg與Donovan一樣，都主張把心理治療之實證的自然科學態度與詮釋學－倫理學的人文主義態度區分開來。在這個意義上，審查人因而也認為Van den Berg的觀點，與筆者在以下兩章介紹哈伯瑪斯從溝通行動理論批評心理治療的科學主義的自我誤解，在觀點上是相一致的。

二、哈伯瑪斯對於佛洛依德精神分析方法論的反思

　　哈伯瑪斯在他的早期著作《知識與興趣》中，針對佛洛依德以《夢的解析》（Die Traumdeutung, 1900）開創精神分析的心理治療工作，進行了方法論的反思。哈伯瑪斯雖非心理學家，但卻致力於研究佛洛依德的精神分析理論，這與當代存在心理分析與人本主義心理學家有著同樣的學術旨趣。他們都反對科學實證主義對於人的意識形態宰制，而想恢復人的自主性，以達到自由的解放。在哈伯瑪斯看來，佛洛依德的精神分析做為一種科學，事實上是透過人對自己行為意義的反思理解，而得以批判束縛個人自由與自主性的意識形態宰制而得到解放，並由此調適個人社會化之自我認同的成長過程。哈伯瑪斯在當時想構作一套溝通行動理論，以批判基於工具理性的系統宰制對於生活世界所造成的扭曲。而精神分析理論事實上已經在個人心理的層面上，預先發現了溝通扭曲對於人的成長與自由解放所造成的阻礙與傷害。問題只在於佛洛依德未能超越他那個時代的實證主義侷限，而把自己的精神分析理論建構成一套以能量分配模式為基礎的後設心理學，而犯了把人格結構實體化的錯誤。

　　哈伯瑪斯在《知識與興趣》中，以兩章的篇幅批判地詮釋了佛洛依德的心理治療理論。他把這兩章的小標題分別稱為：〈自我反思做為科學：佛洛依德之精神分析的意義批判〉與〈後設心理學的科學主義自我誤解：論一般詮釋的邏輯〉。這兩個小標題的主標題顯示，哈伯瑪斯認為心理分析做為一門科學是以療癒主體的自我反思為基礎的，但當佛洛依德晚期把精神分析建構成一門後設心理學時，在這個理論中依泛性論的生物學本能主義對於人格構成的實體化解釋，

卻剛好使得在心理治療的理論中，為達成療癒的目的，必須預設療癒主體能透過參與精神分析的對談，而反思地實踐其自我改善這個必要的前提無法成立。哈伯瑪斯因而稱後設心理學的人格理論是精神分析理論的「科學主義的自我誤解」（Das szientistische Selbstmißverständnis）。而其副標題則顯示，哈伯瑪斯認為要導正心理治療理論的實證主義自我誤解，以重新詮釋佛洛依德精神分析理論的可能性，就在於必須把佛洛依德的精神分析理論，理解成一種進行「意義批判」（Sinnkritik）的「一般詮釋的邏輯」（Logik allgemeiner Interpretation），或即他在內文中所稱的「後設詮釋學」。

　　後設詮釋學必須為人能自由解放的成長經驗，提供一般理解的基礎。但這不能被理解成後設心理學的本能理論，而是社會化的教養過程。在意義理解的過程中，透過反思而實踐自我改善的一般詮釋學理論，即同時與倫理學的教化理論有關。可見當哈伯瑪斯將後設心理學視為是結合意義理解與行動實踐的一般詮釋理論時，這種不在實證主義模式理解下的後設心理學，做為後設詮釋學既非實證科學也非僅限於以理解為目的人文主義詮釋學。在佛洛依德為心理治療的方法論，進行「詮釋學轉向」的革新之後，哈伯瑪斯試圖再進一步說明心理治療的「倫理學覺醒」之可能性。哈伯瑪斯對於他在《知識與興趣》中所提出的「一般詮釋的理論」，事實上必須再經過兩個階段的發展，最終才能在《溝通行動理論》（1981）的建構中完成。[6]至於溝通行動理論做為後設詮釋學的一般詮釋理論，以說明倫理主體的教化過程，更得等到《道德意識與溝通行動》（1983）一書中，才能借

---

[6]　我在此所謂的兩個階段，是指哈伯瑪斯先在〈何謂詮釋學的普遍性宣稱?〉，把修辭學的實踐論討論也加入到哲學詮釋學所反思的經驗，然後在〈何謂普遍語用學?〉中，才能真正透過語言行動理論，說明包括做為心理治療基礎的真誠性宣稱在內的語言溝通行動理論。

由「道德發展理論」與「對話倫理學」的建構完成這個工作。本章將在第三節說明哈伯瑪斯如何以「溝通行動理論」做為結合意義理解與行動規範性的理論基礎。在此之前，本節將先說明哈伯瑪斯如何展開他對佛洛依德精神分析之方法論的反思與批判。

(一) 精神分析的詮釋學方法論基礎

佛洛依德在《夢的解析》中所發展的精神分析方法，是想透過對於夢的文本的「意義詮釋」（Deutung），來反向地從顯夢解讀其隱夢的內容，以使在顯夢中被刻意遺忘或對作夢者本身也不能理解的符號象徵，重新在作夢者的生活史脈絡中發現它們原本所具有的意義關聯性，而成為可以理解的文本。我們在上述第一節中所稱的心理治療的詮釋學問題，其第一項治療工作(a)的目的也在於此。夢原本內在的文本內容（潛夢）被壓縮成連它的作者在清醒之後都不能理解的顯夢內容。這顯示「夢的工作」（Traumarbeiten）正是心理抵抗機制的運作。這種抵抗機制的運作在病理學的層次上所產生的影響，即是精神病徵的形成。要理解形成精神病徵的因果性機制，即必須訴諸於對心理抵抗過程的理解。而這正是必須使被治療者透過治療者的詮釋，使原先無意義的事件成為對他的行為與情緒具有真實地因果影響作用的過程。而這即是上述心理治療的詮釋學問題，所必須完成的第二項工作(b)。

對於佛洛依德的心理治療理論而言，日常溝通的語言失誤（Fehlleistung）、作夢、精神症狀與歇斯里底的身體性病徵（hysterische Köpersymptome）等一系列症狀的形成機制都是相同的。在這一

系列嚴重程度不一的光譜中，精神病徵處於失誤與精神身體性疾病（psychosomatischen Erkrankungen）的兩端之間。日常語言的失誤經常會被我們視而不見，而歇斯里底等令人一目了然的失常表現，卻又已經與身體病理現象太過複雜地結合在一起。因而如果要解釋精神病症的形成機制，最好的方法論基礎就是透過夢的解析。因為夢是在正常生活中出現的暫時性精神症狀，透過夢的解析所闡釋出來的意義脈絡，使得神經症狀的形成機制能在心理學上得到因果性的解釋，並能有意識地經由病人的記憶而達成反思的理解。佛洛依德在《精神分析新論》（1915-6）中，曾對他透過《夢的解析》所發展出來的精神分析理論，做出如下的總結性說明：

「但為什麼不能解釋全部的夢？」對這問題的回答告訴我們某種重要的東西，這些東西馬上就要把我們引導到「構成夢的心理上的決定因素」（die psychischen Bedingungen der Traumbildung）：「因為在進行釋夢的工作時要反對一種『抵抗』（Widerstand），這種抵抗或者無足輕重，或者不能克服（至少以我們目前的方法的力量是遠不可及的）。」在我們的工作過程中，是不可能忽略這種抵抗現象的。有時患者毫不猶豫就可產生聯想；並且，第一個或第二個觀念就足以解釋夢了；而有時，患者可能要先停頓或猶豫一下才能產生聯想。如果這樣，我們經常就需聽取一長串觀念，然後才能獲得可以幫助我們了解夢的東西。我們認為，聯想的鏈索愈長愈曲折，抵抗的力量也就愈強，這種看法肯定是對的。……從上述可以推知，在釋夢的工作中我們所遭遇到的抵抗，也對夢的構成起著作用。……可是，是什麼在形成抵抗呢？嗯，對我們而言，抵抗是衝突的明確標誌。夢中必然存在著一股力圖表現某物的力量，同時又存在著一股企圖阻礙其表達的力量。作為顯夢，便是這種衝突的結果，它包括了這種衝突的

所有結果，而且，這種衝突是以凝縮的形式存在於這些結果中。在某一點上，其中有一種力量可能成功地表達了它想說的東西；而在另一點上，其相反的力量或設法完全銷毀其所欲表達的東西，或用某種不留痕跡的東西取代了其欲表達的東西。夢的構成的最常見且最有特色的情況是上述衝突以調和告終，以致使那種要求表達的力量雖確實能言所欲言，但卻不是用它所想的方式表達，而僅用一種削弱了的、歪曲的和無法辨認的方式來表達。因此，假如夢不能如實地表達出它的思想，假如需要用解釋的工作來填補夢與思想之間的裂痕，那便是那種相反的、起約束和限制作用的力量造成的結果。而那種力量的存在，我們已從釋夢時所感受到的阻力推知到了。如果把夢做為獨立於類似的心理構成物的孤立現象加以研究，我們就可以稱這種力量為「夢的稽查者」（Traumzensor）。

你們很早就已意識到，這種稽查並非夢的生活所特有的機構。你們知道，兩種心理作用間的矛盾支配著我們的整個精神生活（這兩種作用我們可以大致地描述為「被壓抑的潛意識」和「意識」）；你們還知道，對釋夢的抵抗（即夢的稽查標誌）就是這種因壓抑而引起的抵抗。通過壓抑，這兩種心理作用被隔離開來。你們還知道，這兩種作用的衝突可能在某種特定的條件下，產生其他的心理結構，它們像夢一樣也是調和的結果。……夢是病理的產物，是包括歇斯里底症狀（hysterische Symptom）、強迫症（Zwangsvorstellung）、妄想（Wahnidee）等在內的種類的第一號成員。但夢又因其短暫性和在正常生活中出現而有別於其他症狀。讓我們在心中牢記，正如亞里斯多德所指出的，夢是我們睡眠狀態過程中心理活動的一種方式。睡眠包括一種遠離外部真實世界的狀態，並且在那裡我們找到了精神病理發展的必要條件。對於最嚴重的精神病的最仔細研究，並未給我們揭示出

這些病理條件的更典型的特徵。（Freud, 1915: XV,13-16）**7**

　　佛洛依德在這裡指出，夢的解析之所以能做為說明產生其他精神病症的心理形成機制，正因為夢的表達所形成的文本，正是在心理的抵抗機制為了化解兩股力量的衝突所做的妥協結果。夢的文本以「歪曲的和無法辨認的方式來表達」，這是因為心理機制只能通過壓抑自己的方式，來隔離自我與限制性的力量之間的衝突，所以它只能「設法完全銷毀其所欲表達的東西，或用某種不留痕跡的東西取代其欲表達的東西」。佛洛依德在這一段話一開始就說，我們有時的確不能完全理解夢的文本，這正是因為我們在釋夢的過程中，會同時遭遇到透過凝縮等作用產生歪曲和無法辨認的文本的「夢的工作」，這個過程呈現了個人在面對衝突時所採取的心理抵抗機制。心理的抵抗機制會把自己的欲望透過壓抑而隱藏在不為人知的潛意識中，以逃過稽查者的審核，並因而得到一些替代性的滿足。佛洛依德後來稱這個被壓抑到潛意識中的自我為「本我」（Id），而稱同樣在無意識中的這個稽查者為「超我」。佛洛依德解釋說：

　　精神分析的整個理論，實際上都是建立在對抵抗的理解之上的。當我們試圖使病人的潛意識變為有意識時，病人就向我們表現出這種抵抗。該抵抗的客觀標誌是病人的聯想失敗或遠離所涉及的主題。……反抗僅能是自我的一種表現，自我最初實行壓抑，並且現在又希望保持壓抑。這就是我們早年一直採取的觀點。現在因為我們

7　本段與下段引文的中譯引用自：汪風炎等譯，《精神分析新論》，車文博主編《弗洛伊德文集》（第五卷），長春：長春出版社，2004年。頁9至11及頁43。德文原文為作者所加，作者並對譯文做了一些更動。

已假定自我之中有一個特殊的職能即超我，它代表各種約束和反對特性的要求，故而我們可以說，壓抑是超我的工作。（Freud, 1915: XV,74-75）

　　從以上的引文可見，佛洛依德在《夢的解析》中所發展出來的「精神分析」理論，同樣可以說是一種詮釋學的方法論。因為他的工作重點也是：「為符號的整體關聯的解釋，提供理論觀點與技術規則」（Habermas, 1968:263）。但這與以語文學為模本的一般人文科學之詮釋學方法論不同之處在於：在此分析者所要詮釋的對象是「作者自我欺騙的文本」（Habermas,1968:267）。這種文本不是已經有了客觀的意義，而等待我們克服歷史間距等外在因素，就能夠加以理解的文本，而是這種文本根本就「反抗詮釋」。形成夢的文本的抵抗機制抗拒解釋，它不讓作者、也不讓我們理解它的內容。因而對於精神分析的詮釋學方法論而言，它要排除的正好不是造成我們理解困難的外在因素，而是要在造成不能理解的因素中，理解連作者自身也不能理解的意義。

(二) 心理療癒與倫理主體

　　佛洛依德在《夢的解析》中所發展出來的詮釋學方法論，並不只是為了理解而理解，而是為了達到心理治療的實踐目的而理解。心理治療的詮釋學理論在其意義理解的過程中，必須同時包含個人成長的實踐教化。佛洛依德因而主張：「精神分析的最早運用……是理解人類心理的各種紊亂現象，因為一個顯著的經驗

表明，『理解』（Verständnis）與『治療』（Heilung）幾乎是同步進行的，存在著一條從理解通向治療或從治療通向理解的道路」（Freud,1915:XV,156）。可見，從《夢的解析》中所發展出來的精神分析理論，做為一種進行意義理解的詮釋學理論，不僅得「把『語言分析』與『心理學的因果關聯性研究』結合在一起」（Habermas, 1968:266），以從行為的意義脈絡之解釋，闡明精神病症的病理學形成過程（如上述a與b兩項工作的要求）；它並得透過這個解釋過程使得療癒主體能反思地透過重新回到壓抑產生的情境，而重新學習社會化的自我認同，以得到生命狀態的自我改善與治療（如上述c與d兩項工作）。從當代詮釋學的視野來看，哲學詮釋學做為意義理解的一般理論，並不侷限於探討詮釋技術的方法論問題。同樣的，當我們說佛洛依德在《夢的解析》中，已在精神分析的技術中進行了詮釋學的轉向，這當然也不是說佛洛依德心理治療的詮釋學，只是在方法論的層次上提出理解夢的文本之技術性規則而已。佛洛依德同樣反思了他在精神分析中所進行的詮釋活動，而提出「後設心理學」做為一般性的解釋理論。

　　就此而言，哈伯瑪斯認為，佛洛依德所開創的精神分析理論，做為心理治療的詮釋學轉向，事實上已經超越了人文科學的詮釋學方法論，而創立了一種深層或後設的詮釋學理論。[8]但這個理論卻被佛洛依德自己依實證科學的理論模式，物化成一種建構實體化人格的後設心理學。哈伯瑪斯對於佛洛依德的方法論反思，意在透過他的溝通行動理論，把佛洛依德在精神分析中所發展出來的後設詮釋學理論，

---

[8]　哈伯瑪斯在《知識與興趣》中，以語言分析來理解佛洛依德的釋夢理論，主要是受A. Lorenzer, Sprachzerstörung und Rekonstruktion. Vorarbeiten zu einer Metatheorie der Psychoanalyse（Frankfurt am Main: Suhrkamp Verlag, 1970）這本書的影響。

在方法論的高度上明確標示出來；從而避免佛洛依德在後設心理學的人格理論中，試圖以生物本能的決定論來操縱療癒主體，並因而錯失病人透過重新學習成長，以發展其自我改善的道德實踐能力之契機。哈伯瑪斯在《知識與興趣》中，先跳過佛洛依德在後設心理學中的人格理論建構，而直接回到在醫療實踐活動中的醫病對話情境。以避免採取科學實證的客觀觀察態度，而從共同參與者的觀點，來重構精神分析的意義理解理論。

　　晚年做為後設心理學家的佛洛依德，他的理論建構基礎事實上來自於他早年做為臨床精神分析師，在其心理治療的實踐中所獲得的經驗。因而我們可以說，後設心理學的理論建構，其所使用的理論模式、術語與驗證基礎，都來自於在精神分析或心理諮商之醫病間的對話溝通。這也就是說，在原則上，後設心理學所使用的理論架構與術語，都應該可以（也必須可以）轉換成在對話溝通上的實踐意義。哈伯瑪斯因而認為，在後設心理學中那些透過空間表象而實體化的人格結構，都應當可以語言化地加以理解。自我、本我與超我這些人格的結構，原本就是在精神分析的醫病對話過程中，透過病人的抵抗與醫師的溝通嘗試，才專題化成為心理學討論的對象領域。經由心理治療的實踐經驗所總結的一般解釋，具有類似因果法則的解釋效力。但若它們的解釋被實體化，而無法再回溯到它們在溝通上的實踐意義，那麼要透過精神分析而得到心理療癒的目的也不可能。因為精神分析做為一種心理治療的方法，無非就是一種透過醫病之間的溝通對話而達到治療目的的方法。透過精神分析的醫病對話產生療癒的效果，即已預設它是經由使因無法溝通而造成個人扭曲的精神病徵，透過重新公開溝通的可能性而得到緩解。這種「從理解通向治療的道路」正是整個心理治療理論的重要方法論基礎。

　　為了說明「本我」的原慾，佛洛依德從在夢境中出現的幼年經

驗，追溯壓抑的最初根源為幼兒時期的性慾壓抑；另外一方面則從「超我」這一方面，說明超我的稽查作用正是將重要關係人的權威內在化的結果。佛洛依德由此對人類的本我做出的泛性論的本能主義解釋，並對代表社會規範建構的文明提出負面評價的觀點。佛洛依德顯然把他在精神分析中，從病人的抵抗所得到衝突經驗，理解成「個人欲望」與「社會規範」之間的衝突。但這表示，佛洛依德對於精神分析的理解理論的建構，並沒有一開始就放在社會互動的背景視域之上，來分析人格的構成；而是仍在意識哲學的主體性觀點限制下，把他的分析對象限制在獨我論的個人心理領域。以致當他要進一步為他的心理學獨我論的意識建構基礎提出說明時，他只能從個人內部尋找衝突的根源。而迫使他自己必須肯定在自我心理學所討論的人格內部結構中，存在著不可調停的衝突。而看不到這種侷限在獨我論內部的獨白分析，其實必須建基於每一個人在其教育成長的過程中，所必須經歷的人我互動之社會化自我認同的過程。

哈伯瑪斯認為，既然佛洛依德在夢的解析中發現到因衝突的壓抑而導致的精神「病徵」：「可以被理解成一種妥協的結果，亦即介於來自於孩童時期被壓抑的慾望與社會對願望滿足所強加的禁令之間的妥協」（Habermas,1968:278）。那麼我們就應該在人際互動的日常溝通背景中，來看待個人心理病徵的形成機制。從互動的過程來看，兒童的正常成長過程，一樣是要經由從自我中心到社會化的角色認同過程。這個過程是在每一個人學習人際交往互動的日常溝通實踐中所逐漸完成的。社會化的自我認同過程，正是我們能設身處地透過角色認取，以突破個人自我中心主義的侷限之過程。社會化的自我認同，同時是我們奠定並接受與他人共同遵守的規範的可普遍化基礎。精神病徵的出現，代表我們的道德成長經驗受到阻礙。亦即，要不是我們不能脫離自我中心主義，否則就是社會規範在未經個人同意的前

提下，就強迫個人遵守而形成宰制個人的意識形態扭曲。精神病徵的出現，因而與個人做為倫理主體，其教化過程無法正常發展有著密切的關係。**9**

　　對於一個人能透過社會化的角色認同過程，以求脫離自我中心的獨我論限制，達成具交互主體性能力的普遍倫理主體，合理化的溝通過程是必要的條件。我們惟有能在日常語言的溝通互動中提出我們的利益宣稱，並經由與他人討論協調的過程，以嘗試把自己個人的利益滿足，建立在可普遍化的社會公眾利益的共同滿足之上，才能建構出每一個人都能同意遵守的道德規範。但當這種日常溝通的可能性遭到扭曲時，我們即面對自我壓抑的問題。對自我欲求的壓抑，迫使我們面對一個異化的「本我」之存在；而對社會權威的抵抗，則迫使我們面對到一個異化的「超我」之存在。在此，一旦個人想在心理上追求不被社會認可之欲望需求的滿足，那麼最好的方式即是把它排除在公開溝通之外而做成詮釋表達出來，這正表現在透過作夢等等的方式，來取得替代性滿足的心理過程。由此可見，那些被佛洛依德稱之為無意識的欲望，事實上就是一種私有化的語言表達方式。夢的凝縮作用把在睡夢中表達出來的個人願望隱藏起來。當個人表達的願望被排除在公開溝通之外，在夢的工作中起作用的心理抵抗機制，即以可以表達的白天殘遺來填補因壓抑所造成的溝通裂隙，以使我們能夠

9　哈伯瑪斯以社會化的互動，批判佛洛依德的心理學本能主義，其理論根據主要來自社會心理學家G. H. Mead的符號互動主義，以及Piaget與Kohlberg的認知－道德發展心理學。道德發展心理學主張一種道德化的認知發展理論，其基本的論點之一，即主張道德發展的過程（亦即人做為一倫理主體的成長過程）是基於社會化的角色認取（role- taking）之互動過程才能達成的。因而當哈伯瑪斯說，精神病徵的出現係做為倫理主體的個人無法透過溝通互動的社會化過程而正常地成長所造成的，這並不能反過來推論說，精神病患因而都是在道德行為上有問題的，而只是說一旦他們缺乏能與自我或他人進行溝通互動的能力，那麼他們即無法正常地建構其社會化的自我認同，而可能會因而產生精神病徵。

「用某種不留痕跡的東西取代其欲表達的東西」。

在夢的文本中，語言符號的象徵失去它原來指涉的語意學內容，他的文法因而也在「凝縮」的作用下，失去語言邏輯的規則。在夢中所表達的文本因而是在溝通扭曲之下的一種「去文法化的語言」（die entgrammatikalisierten Sprache）。而這種私有化的「胡言亂語」做爲精神疾病的表徵，基本上是意義不可理解的文本。然而這種「基於內在的阻礙，而使得我們日常語言遊戲的文本被無法理解的象徵打亂之處，卻正屬於深層詮釋學所要處理的對象領域」（Habermas,1968:277）。我們因而可以說，在方法論的意義上，不正常即意指偏離溝通行動的語言遊戲模式。在此，行動動機與語言所表達的意圖之間的聯繫被切斷了。如果我們的日常語言遊戲的文本，出於內在的阻礙以致於被無法理解的符號象徵打破，那麼我們的言說與溝通的彈性空間即受到這些私有化語言的限制，而產生出強迫性的行爲模式與想法。這些不可理解的符號象徵，如果不能被當成失誤而可以刻意忽略它，或是可以經由第二序的加工給予理性化（如形成可以說出來的顯夢）；否則就會被化約成外在的肉體的障礙，而以佛洛依德所謂的「偏差的符號建構」（abweichenden Symbolbildung）形式呈現爲精神病徵。**10**

---

10 哈伯瑪斯爲了以溝通扭曲的觀點來說明佛洛依德主張「偏差的符號建構」即是「精神病徵」的表現，因而使用了維根斯坦（Ludwig Wittgenstein）關於日常生活的語言遊戲及私有語言等概念，來解釋在語言溝通中的人際互動與溝通扭曲的關係。但這容易使人誤解他的主張是，只要不遵守語言約定俗成的使用，就會產生精神的疾病。這用在文學創作或日常生活的場合中，顯然都是相當荒謬的主張。其實，維根斯坦關於語言遊戲與私有語言的批評，是針對語言哲學之「意義理論」而言的，他只涉及語意理解的規範性問題，而不涉及行動之人際互動的倫理規範性的問題。哈伯瑪斯在此沿用維根斯坦的術語，但他在此時所持的語言哲學觀點，卻早就不限於維根斯坦的語言遊戲理論，而是他自己在此後數年才發展成熟的「普遍語用學」或「溝通行動理論」的觀點。本章因而在底下第三節，直接從他後來發展完成的溝通行動理論之觀點，來重新說明他在1968年的《知識與興趣》中的理論洞見，並避免此時他的表達方式所容易產生的誤解。

(三) 精神分析的方法論奠基：後設心理學抑或後設詮釋學？

　　如果我們能將精神病症理解為在日常生活中溝通實踐的扭曲，那麼我們也就比較能在方法論反思的層次上理解，為何佛洛依德的精神分析能是一種有效的心理治療方法。誠如哈伯瑪斯所言，精神分析師的工作就像是考古學家，他必須透過夢的斷簡殘篇，或病人在自由聯想中所表達的片言隻語，重構病人早期生活的歷史。這正是在上述心理治療的詮釋學工作項目(a)中，所必須完成的意義詮釋活動。這個詮釋工作之所以不是一般人文科學的詮釋學方法論所能負擔的，是因為此時的詮釋任務並非只是為持不同語言（甚至不同時代、不同文化）的兩個人之間，進行意義理解的溝通中介；而是要讓同一個主體對由他作出，但他自己卻已經不能了解的行為意義做出理解。這種理解因而同時是一種自我反思，它將自己所遺忘的一段生命史事件（或把因自我的壓抑而隔絕於意識與人群的異化自我），透過反思的作用，再度回復自我認同的整合。哈伯瑪斯因而說，心理治療的精神分析所做的工作即是：

　　幫助病人學會解讀那些因他自己扭曲而形成的文本，並能把因私有語言而變形的表達方式所形成的符號，轉譯成公開溝通的表達方式。這種轉譯開顯出，那些一直被封閉著的記憶其實是生命史重要的成長階段，從而使他意識到自己的教化過程，心理分析的詮釋學因而與人文科學的詮釋學不同，它的目的不在於對符號整體關聯性的理解，而在於對理解活動的理解。達到這種理解即是自我反思。

（Habermas, 1968: 280）

　　精神分析的主要任務在於突破病人潛意識的抵抗機制，使被病人禁錮在潛意識中的自我重新得到他與自己或與他人溝通的機會，而不再以去文法化的私人語言、或以化約為與肉體相連結的強迫性表達方式，呈現為精神病徵。在精神分析的心理療癒過程中，可以看出為何心理治療不能依賴於經驗科學的因果性解釋，而是必須借助詮釋學的意義理解。在精神分析中，心理治療者所能做的工作，只是幫助病人補充他在缺誤的文本（夢境）中所遺忘的東西，並協助進行對它們的重構；這種重構如果要如同上述心理治療的詮釋學工作項目(b)所要求的，能對病人的行為或情緒產生因果作用的影響，則這並不是單靠治療者從被治療者的言行觀察而做出因果性的推斷，而是必須取決於病人能對由醫師所重構出來的個人生活歷史加以回憶，並從而認同那曾經是他生命中的一部分。可見，做為精神分析之診斷依據的意義解釋，若要具有因果影響的治療作用，那麼這就必須預設被分析者能參與在分析中的對話情境，並具有能否同意醫師的解釋，而做出相應的自我反思之能力。可見，重構的正確性做為有效治療的基礎，係取決於病人的認同，與醫病之間在精神分析的對話情境中的共識建構。換言之，惟當病人能藉由在精神分析中介於醫病之間所進行的對話溝通，以使他自己能再度找回他已經遺忘的生活史片段，那麼這種意義重構的詮釋才能具有因果影響的效力，而使得心理療癒的治療目的成為可能。精神分析的考古學因而不僅是一種歷史敘事的理論，而更應是自我反思的實踐教化理論。

　　佛洛依德以精神分析做為有效的心理治療方法，事實上必須預設一個能在其本土文化或其生活世界中，重新進行社會化自我認同的倫理主體。在精神分析中，透過詮釋學的意義理解所得到的行為因果性解釋，相對於被扭曲的溝通所誤導的成長過程，其作用只是在提供補充性的協助。它透過醫病之間的對話溝通，提供病人一種補償性的

學習過程，以使病人自我異化的分裂的過程減緩，而得到治療的效果。精神分析的工作因而正是透過公開的語言使用，藉由使溝通規則的有效性不再被私人語言所扭曲，而避免那些與封閉的符號連繫在一起的行動動機，造成對個人的傷害（此即關於上述心理治療的倫理學工作項目c與d的完成）。精神分析的治療者（特別在當前專業化的要求下），若要提供有效的分析技術，那麼他就需要一套具客觀普遍性的解釋架構，以在個案中加以應用。佛洛依德在後設心理學中所發展的人格理論，即意在為能夠普遍運用的精神分析技術，提出一套科學解釋的依據。但佛洛依德卻忽略了，如果像哈伯瑪斯將精神病徵加以語言化理解是對的，那麼為客觀化可操縱的精神分析奠基的後設心理學解釋，其實只是一套敘事理論。它就像是一部描述主人翁歷經種種考驗而終於實現自我的成長故事。一旦被治療者認同這個故事的情節，他就能學習主人翁克服萬難的過程，而得到成長的經驗。可見，在後設心理學中的人格結構，是一種在學習成長的經驗中才能證實的實踐結構。它不能被視為僅是有某種守恆的能量在其中求取平衡的控制系統，否則心理治療就將成為是對人進行操縱宰制的手段。哈伯瑪斯因而說：

　　只要〔後設心理學〕理論按其意義而言，仍然與重建遺失的生活史片段以及自我反思〔的活動〕有關，那麼它的應用就必然是實踐的。社會化的個人依日常語言建構行動導向，後設心理學對這種自我理解的重組具有影響作用。按照它所扮演的角色，心理分析絕不能被從嚴格意義的經驗科學理論所取得的技術取代。因為精神藥物學只能透過像支配可對象化的自然過程那像支配人類身體機能，才能產生意識的改變。然而經由啓發所誘導產生的反省經驗，其行為的方式並非如此。主體透過反省的行為而使他自己脫離變成對象物的態度。這種

特別的成就必須指望主體自身能辦得到；而如果其他的技術卻是要為主體取消應做出這種成就的負擔，那麼這種科技的取代正是不應為之的。（Habermas, 1973:302）

　　哈伯瑪斯透過溝通理論重構佛洛依德精神分析的方法論基礎，他不在獨我論的現象學建構中，把精神分析視為是對對象主體的移情建構，以致於把精神分析的意義理解過程實體化成對人格結構的存有論說明；而是回到前理論的生活世界基礎，亦即回到以精神分析做為醫病對話的互動溝通語境中，以將後設心理學理解為敘述教化成長過程的後設詮釋學，而最終能透過自我反思重新達成其社會化的自我認同作用。佛洛依德以能量缺乏、能量緊張與釋放等物理學範疇，取代動機、刺激與苦樂願望等心理學表達，以形成一套以能量分配模式或以「能量經濟學」為基礎的後設心理學理論。這顯示，佛洛依德在透過精神分析的意義詮釋理論，建構說明形成精神病徵的因果性機制之後，即想進一步把這些因果性解釋理論，應用在臨床醫療中，做為可技術化操作的自然科學方法。這導致他脫離在精神分析實踐中醫病溝通的交互主體性層次，與在生活世界中的溝通互動經驗，而進入主客對立的操控模式。佛洛依德把他的一般詮釋理論說成一套透過行為主義解釋的固定心理機制，卻渾然不覺這種後設心理學的能量經濟學，不僅得不到實證的支持，更大的問題是，他如果能夠透過後設心理學的理論奠基把精神分析建構成有效的治療方法，那麼就必須付出以人做為科學操縱對象的代價。就哈伯瑪斯而言，這不僅是心理治療不應有的作法，更與心理治療的目標背道而馳。

三、心理治療與生活世界的溝通合理化要求

　　哈伯瑪斯認為佛洛依德的後設心理學所處理的應是「介於『語言變形』（Sprachdeformation）與『行為病態』（Verhaltenspathologie）之間的關聯性」（1968:311）。這表示在心理治療中，對於解釋精神病徵的詮釋學工作應當保留在日常語言的溝通使用中，而不能把它化約成科學的理論語言。哈伯瑪斯反對依能量經濟學的系統控制模式，來理解佛洛依德的「後設心理學」理論；他主張：「把後設心理學這個名稱保留給處理日常語言與〔人際〕互動的病理學關聯，並視之為能用在語言哲學上有其基礎的結構模式加以表述的基本假說，才有意義。〔因為〕在此處理的並不是經驗的理論，而是一個後設的理論。正確地說，是一闡釋精神分析知識之可能性條件的『後設詮釋學』（Metahermeneutik）。因為後設心理學所展示出來的正是『在〔精神〕分析的交談情境中的詮釋邏輯』（Logik der Deutung in der analytischen Gesprächssituation）」（Habermas, 1968:310）。換言之，哈伯瑪斯認為後設心理學即是對於在心理治療的臨床實踐中，透過交談情境的共識建構所形成的一般解釋理論。因而佛洛依德既然是試圖「從醫師與病人溝通的經驗出發，在日常語言之溝通受阻的特殊形式中，獲得無意識這個概念」，那麼他真正欠缺的其實是一種處理溝通理解的「語言理論」（Habermas, 1968:291），而不是一套「後設心理學」。

　　哈伯瑪斯雖然在1968年就對佛洛依德的後設心理學提出批判，指出它根本就不是一套能量分配的系統控制理論，而應是在精神分析的對話情境中，使醫病溝通能達成共識的語言理論。但在當時他自己

也還無力提出一個替代後設心理學的後設詮釋學理論，所以他坦承在心理治療的精神分析中所需要的語言理論：「在當時尚未存在，即使到今天它也才粗具輪廓而已」（Habermas, 1968: 292）。哈伯瑪斯稍後在〈詮釋學的普遍性宣稱〉（1970）一文中，回顧了他在《知識與興趣》中對於佛洛依德精神分析所做的方法論反思，並指出：

　　深層詮釋學的語言分析所隱含的理論假定，可以用以下三個觀點來加以說明。精神分析師必須對不受扭曲的日常語言溝通具有預先的理解(1)；他必須能將溝通的系統扭曲歸因於在〔心理〕發展史的兩個不同階段（即前語言的符號組織與語言的符號組織）之間的混淆(2)；他必須能借助說明偏差的社會化過程之理論，來解釋溝通扭曲的成因。而且這種偏差的社會化過程的理論必須能擴及對於兒童早期互動模式與人格結構的培養之間的整體關聯性。（1982[1970]:348）

　　哈伯瑪斯在這裡提出做爲說明精神分析之可能性條件的「深層詮釋學的語言分析」的必要前提。他所謂的三個觀點，其實是對他當時正在構作中的《溝通行動理論》的主要任務的預先說明。這一個「到今天才粗具輪廓」的語言理論，是哈伯瑪斯繼續沿著〈眞理理論〉（1973）、〈何謂普遍語用學？〉（1984a）等一系列語言哲學的研究，才在《溝通行動理論》（1981）中明確提出來的語言理論。[11]上述的三個觀點表示，溝通行動理論的語言理論，必須先能建構出我們對於有效的語言溝通的可能性條件的理解；而且，只要我們是透過語言的溝通而進行人際互動的，那麼意義理解的可能性條件，

---

[11] 以下對於哈伯瑪斯在溝通行動理論的語用學觀點的介紹，比較詳細的討論可以參見林遠澤，2005a:366ff.的說明。

就應當同時是人際互動的基本規範。[12]語言溝通就是人際互動的基本形式，因而溝通的正常進行，不僅是個人進行社會化之自我認同的條件，同時也是社會理性化的條件。個人的心理正常與其置身所在的社會合理化是一體之兩面。從這種溝通理論的語言哲學建構出發，才能對顯出會使人產生精神疾病的溝通扭曲所在。而一旦我們在精神分析中，透過醫病之間的對話溝通找出溝通的系統扭曲的根源（亦即能碰觸到病人心理抵抗的機制），那麼這種在精神分析中的詮釋學理論，即同時是一種批判－治療性的理論。因為它所批判的正是個人的自我中心主義與社會的意識形態宰制。並試圖為社會化的合理性與個人的教化成長，提供針對心理治療與意識形態批判所需的倫理－政治學覺醒的可能性條件。

哈伯瑪斯在七○年代致力於語言哲學的研究，而不再回到他對於佛洛依德精神分析理論的討論。但這不表示，哈伯瑪斯停止了他對精神分析之心理治療的方法論反思。反而是我們在兩大冊的《溝通行動理論》的結論，又看到哈伯瑪斯如是說：

> 溝通行動理論所提供的框架，使得自我、原我與超我的結構模式能被重新型塑。我們透過社會化理論取代了本能理論，並且用「互動的歷史」（Interaktionsgeschichte）與「認同的建構」（Identitäts-bildung）等假定取代「本能的命運」（Triebschicksale）之假設。本能理論仍是按主客關係的模式，在意識哲學的基本概念中，表象自我與內在本性之間的關係；而社會化理論則把佛洛依德與米德（G.H. Mead）連繫在一起，以正確地看待交互主體性的結構。（Habermas,

---

[12] 對於哈伯瑪斯而言，詮釋學即是倫理學，這是因為他接受Karl-Otto Apel在語用學理論中主張，意義理解的條件即是人際互動的基本規範。這個觀點可以參見林遠澤（2003）的說明。

1981（Ⅱ）:570-1）

可見，哈伯瑪斯幾乎用了十年的努力，才把他從佛洛依德的精神分析所得到的對於一般詮釋理論的後設詮釋學架構完成。[13]本章在此無法詳細地追溯哈伯瑪斯的溝通行動理論的建構過程，但希望最後能緊扣精神分析或心理諮商的溝通對話，來說明心理治療的方法論在語言哲學上的必要理解基礎。

　　哈伯瑪斯在《知識與興趣》中，已經提出他後來在語用學架構中所說的語言使用的三個向度。（Habermas, 1968:268-269）他在那裡說，日常語言的文法所規範的並不只是符號的整體關聯，而是語言成份、行動模式與表現的交疊。語言表達的這三個範疇是互補的，亦即語言表達、互動與表現是互相配合在一起的。當語言表達的這三個範疇無法相互一致的時候，語言遊戲即達不到整合。流暢的日常語言遊戲的文本不會被偶然的錯誤所阻礙，在通常可容忍的界限內，這可以視為是意外而加以忽略。但有些錯誤的成就像是口誤、筆誤等等，則是一種指標，它表達並隱藏了作者自欺的錯誤文本。文本錯誤在較令人注目或病理學的領域中，可稱之為病徵（symptom）。它既不能

---

[13] 哈伯瑪斯在六〇年代受到第一代法蘭克福學派的影響，因而在《知識與興趣》中，主要仍以早期佛洛依德的精神分析做為闡釋其解放的批判理論（亦即此時所謂的「深層詮釋學」）的樣本。但到八〇年代完成溝通行動的理論體系後，他更多受到社會心理學家米德的「符號互動主義」的啟發。因而主張其溝通行動理論的科學性質是一門「重構的科學」，而不再屬於意義理解的詮釋學理論範圍。這特別參見哈伯瑪斯在〈重構的抑或理解的社會科學〉這篇論文中的討論（Habermas, 1983:29-52）。這個思想的轉變使得哈伯瑪斯會在這裡說：「社會化理論則把佛洛依德與米德（G.H. Mead）連繫在一起，以正確地看待交互主體性的結構」。亦即他在此時主要是以米德的符號互動主義（特別是被Kohlberg應用在道德發展理論中的米德觀點），而不再僅以佛洛依德的精神分析理論，來架構他的批判理論。但哈伯瑪斯這個思想發展的轉變，並不影響我們用他的觀點來討論心理治療的倫理化問題，本章因而不打算追溯哈伯瑪斯在這個時期中，對於精神分析之看法轉變的問題。

被視而不見，但又不能被理解。病徵因而是有意圖的整體關聯中的一部分：在此流暢的日常語言遊戲的文本不是經由外在的影響，而是經由內在的阻礙而被打破，從而在三個向度上產生神經錯亂的符號整體關聯，亦即在語言表達上出現強迫性的想法（Zwangsvorstellung），在行動上產生重覆性的強迫性行為（Wiederholungszwänge），而在與身體連結在一起的體驗表達方面，則產生歇斯里底的身體性病徵（hysterische Köpersymptome）。

　　由此可知，哈伯瑪斯之所以認為溝通的扭曲是產生精神病症的根源，以及他認為佛洛依德的精神分析之所以能是一種有效的心理治療理論，事實上都預設了語言的表達不僅是在語意學中對於語言符號的整體關聯的運用與理解，而更是在語用學上同時涉及與他人之互動關係的規範建構，以及與身體相關聯的內心表達。這是因為我們在進行意義理解的過程中，總是「面對某人」說出「自己」「關於對某事物」的理解。語言的溝通因而總是同時具有三個面相的相關聯性。亦即，在言談中，我們總是在對世界有所言說，我們總是在對溝通夥伴言說，我們總是在把我們自己所意謂的事態說出去。這同時意謂著，如果我的言說要能為別人所接受，以達成溝通行動的目的，我所言說的內容就必須對他人具真理性，我與他人在溝通中所要達成的互動必須具有規範上的正確性，以及我的表達必須出於內心的真誠。在這些條件下，我與他人之間針對意義理解的溝通共識才可能達成。

　　哈伯瑪斯在他的「普遍語用學」中，把上述在溝通中必須預設的「言說內容的真理性」、「語言行動的規範正確性」以及「語言表達的內心真誠性」，稱為達成共識溝通所必須要預設的語用學基礎。做為人際互動基礎的溝通行動，其可能性的一般規範性基礎，即在於必須遵守這三個語用學條件，並在必要的時候能夠兌現在每一句言說中的真理性宣稱、正確性宣稱與真誠性宣稱。我們在日常生活世界

中，把每一個人普遍遵守這些語用規範當成是在交換訊息、協調彼此行動計劃時的背景共識。當做為溝通基礎的有效性宣稱能隱含地被言說者兌現的時候，我們即在日常的生活實踐中，暢行無礙地進行溝通。溝通的共識若能在日常語言的使用中達成，我們即能透過互動的過程，把我們個人的需求或對世界的理解，透過實踐或理論的討論而達成一致的理解。以使我們的個人意見成為經過語言社群證成的知識，或者使我們的個人利益能經由與他人利益的協調而成為能被普遍接受的道德規範。因而關於我們所言說的外在世界的客觀性、我們在言談者之間的社會世界的規範普遍性，以及對於個人內心世界的真實性表現，都必須在生活世界的溝通合理化中，才能被奠定基礎。

　　日常語言的溝通互動因而是每個人面對自我、他人與世界的媒介。這是人類教化成長過程的可能性條件。一旦我們在溝通行動中所必須預設的言談真理性、正確性與真誠性這三個有效性宣稱遭到質疑，那麼我們就得暫停在生活世界中溝通行動，而進行檢驗語言的有效性宣稱的討論活動。精神病徵的表現從語言哲學的角度來看，即是病人在日常溝通中的有效性宣稱引人質疑，而無法與他自己或與他人進行公開的溝通所造成的壓抑。在心理治療中，精神分析的對話情境即是針對真誠性等有效性宣稱的檢驗。我們預設病人具有溝通的能力，要求他能兌現他在言說中的真理性、正確性與真誠性的宣稱。惟有病人在此願意承擔溝通夥伴的角色，他才能在兌現自己在言談中所隱含提出的有效性宣稱，而反思地理解到他自己在扭曲的溝通中所不真實表達的內容。這同時預設在精神分析中，醫師必須正視病人的言說所具有的有效性宣稱，這樣才能在合理化的醫病溝通中，達成使病

人能透過反思實踐其自我改善的可能性。[14]就此而言，在現象學的詮釋學中歷史意識的理解相對性，如果無法進一步強調意義理解的有效性宣稱的可兌現性，那麼心理治療試圖透過精神分析的醫病對話達到療癒的目的，似乎在方法論的根本意義上就是無法達成的。

　　精神分析的意義理解理論所預設的後設詮釋學，如果即是哈伯瑪斯在《溝通行動理論》中所建構的語用學理論。那麼佛洛依德的精神分析理論，就不應依意識哲學的獨我論或實證科學的系統控制模式而發展成後設心理學的人格理論，而是應正面地在人際互動中說明如何經由世界的詮釋與人際互動的過程，來說明人類認知與道德發展的教化成長過程。哈伯瑪斯此後即常引用皮亞傑（Jean Piaget）－柯爾柏格（Lawrence Kohlberg）的結構發生學模式，來取代佛洛依德在後設心理學中對於人格理論所採取的本能理論。而這也就是為何哈伯瑪斯會在《溝通行動理論》的結論中說：「溝通行動理論所提供的框架，使得自我、原我與超我的結構模式能被重新型塑。我們透過社會化理論取代了本能理論，並且用互動的歷史與認同的教化等假定取代本能的命運之假設」。這顯然是因為在哈伯瑪斯的溝通行動理論中，意義理解即同時是實踐的自我改善的成長過程。心理治療若無這個溝通行動理論的基礎，則他的方法論基礎似乎就無法得到自我證成的可能性條件。

---

[14] 這個觀點參見Donovan, 2003:207f.

本章結語

　　透過哈伯瑪斯對於佛洛依德精神分析方法論的反思，我們可以看出：在當代以現象詮釋學做爲方法論，或以存在主義、後現代的本眞倫理學爲基礎的人文主義心理學與存在心理分析，並不能充分滿足心理治療的方法論要求，也不能抗衡在心理治療的專業要求下，以科學實證主義的技術化操縱模式對待心理療癒主體的傾向。我們若要一方面與科學技術主義的客觀化方法論相競爭，但又要在另一方面維持人在心理治療中做爲倫理主體的地位；那麼基於生活世界的日常溝通，所進行的本土心理學研究，即可以說是對以上這兩個心理治療方法論的內在要求所必須做出的回應。它應嘗試將精神分析的詮釋學意義理解理論與人置身所在的（文化）倫理規範結合在一起，並避免將療癒主體視爲在後設心理學中基於生物本能論的一般化實體人格。本土心理學研究的興起顯示：要繼心理治療的「詮釋學轉向」之後，進一步完成心理治療的「倫理學覺醒」的方法論奠基，那麼哈伯瑪斯的溝通行動理論的可能貢獻，就似乎仍值得我們加以重視。

IV 生命醫學倫理

第六章　人類花園的規則或查拉圖斯特拉的計劃？

——回顧一場世紀末的人文主義爭論

　　美國一家生物科技公司「塞勒拉」（Celera）在不久前宣布，他們即完成人類全部基因圖譜的定序工作。生物科技的時代即將因此提前來到。生命的奧秘，現在似乎可以寄望生物科技加以破解。私人公司日後針對醫療目的，對人類基因進行研究的成果，將可以擁有專利權，人類生命的商品化終於徹底應驗。在科學、技術與資本的緊密結合下，不管生物科技還存在著什麼樣的道德爭議，它將主導未來卻毋庸置疑。然而就在這個新時代來臨的前夕，一場人文主義能否存活的爭議，卻已經先被搬上抬面，在上個世紀末的德國熱烈地延燒開來了。

　　這場爭論的導火線是執教於卡斯魯爾的哲學家索羅托岱（Peter Sloterdijk）所發表的一篇演講，它的標題是「人類花園的規則－給海德格人文主義書信的回函」[1]。索羅托岱在他的演講中主張，在生物科技的時代來臨前，我們應先為未來的世代思考出一套可以界定基因醫學合法使用範圍的「道德法典」（moralischer Codex）。（Sloterdijk, 1999b）他認為這個方案將可以回應哲學家海德格在上個世紀中要求超越人文主義的訴求，並真正地解決現代社會在大眾媒體放縱人的獸性、人類出現再野蠻化的後人文主義現象等問題。

　　索羅托岱把規範生物科技的道德法典稱為是「人類花園的規則」，他認為這意指「未來是要為人種政策做決定的年代」（Sloterdijk, 1999a: 45-46）。他公開宣稱人類要掌握自己的未來，就是要透過生物科技把人「從命運決定的出生，轉變到最完美的誕生」（1999a: 46）。一言以蔽之，就是要透過人類基因的改良以「培養」

---

[1]　索羅托岱演講的全文最早刊載於《時代》週報，Peter Sloterdijk, Regeln für den Menschenpark- Ein Antwortschreiben zu Heideggers Brief über den Humanismus, Die Zeit, 1999 Nr.39.稍後並在 Suhrkamp（Frankfurt a. M. 1999）出版社發行單行本，本章以下注解引用Suhrkamp版本的頁數。

（züchten）社會菁英。索羅托岱認爲他這個觀點是從生物科技時代反思尼采與柏拉圖哲學必然會得出的結論。

　　索羅托岱的演講在一九九九年七月的一個學術會議中發表，原先並未引起太大的注意。但後來透過《明鏡》週刊（Der Spiegel）與《時代》週報（Die Zeit）等新聞媒體的披露才掀起了軒然大波。批評者說索羅托岱的演講等於是在鼓動培養尼采式的超人，說他的論點是要復活納粹的種族優生學。並譏諷他是住在月亮上的哲學家，「只在太陽照不到的那一面思考自己對世界的解釋，對自然科學所知無多，對生物科技了解的就更少了」（Assheuer, 1999）。但索羅托岱的同情者則認爲，他的見解只不過是強調人類要掌握自己的命運。而人要做一個能自我決定的人，卻正是啓蒙以來的一貫理念。（Schuller, 1999）

　　在強大的批判聲浪下，索羅托岱也不甘示弱。他說報上批評他的文章是副刊報導的無知，隨後並以發表公開信的形式，把矛頭指向哈柏瑪斯。他指責哈柏瑪斯發動在文化界的學生圍剿他，因而是這個事件的幕後黑手、是「告密者」、是「法西斯的獵人」（Sloterdijk, 1999b）。索羅托岱還說，哈柏瑪斯主張對話理論，強調眞理必須接受最好論證，但現在卻不跟他討論就放話批評他，所以他說批判理論就從這一天（九月二日）死亡了。自此德國文化界就在「你說我的批判理論死亡了，我就給你的後現代主義寫一幅輓聯」（Zimmerli, 1999）的對立下，展開對生物科技時代將會對人文主義形成何種衝擊的熱烈討論。

　　人文或人道（Humanitas）這個字首先是由西元前二世紀的羅馬哲學家西塞羅（Cicero）提出的。人文主義興盛於羅馬共和國時期，後來在十五世紀義大利文藝復興時期又復活過一次，並從此成爲主導西方近代文化發展的的主要力量。第二次世界大戰後存在主義盛行，

沙特的「存在主義是一種人文主義」更使得人文主義的呼聲甚囂塵上。在這股澎湃的人文主義潮流中，海德格是少數反其道而行的異數，他指責人文主義是造成西方二千多年來，從未眞正思考人的本質的罪魁禍首。他因此而寫了《人文主義書信》一文，說明他的主要著作──《存有與時間》中的論點，如何可以超越人文主義的這種困境。

　　海德格在《人文主義書信》中，雖然不正面回答什麼是人文主義的本質，但是他還是提到──人文主義的本質是一種特殊的羅馬現象，並指出在羅馬共和國時期所形成的西方人文主義，就是要與野蠻對抗的一種人文教化。（Heidegger, 1976: 320）這一個觀點，對於索羅托岱而言是非常具有啓發性的。他抓住這個論點做爲基礎，而從歐洲人文主義發展的歷史回顧中，展開海德格這個觀點所隱含的意義，即在於揭露出人文主義的本質是在於對人類獸性的馴服（Zäh-mung），而爲海德格沒有正面回答的問題做了補充。

　　索羅托岱指出，不管在羅馬帝國時期，或者在近代歐洲各民族國家成立的時期，人文主義都扮演了重要的角色。因爲人文主義者強調要透過閱讀文學的方式，來進行人文的教養。而這種閱讀文學的要求，正爲國家的建構提供了共同的溝通媒介。他用寫信做爲隱喻來說明這個論點。他指出，文學的書寫與閱讀，就像是一個朋友給另一個朋友寫信一樣，他們是要在書信的往返中建立或維持和善的友誼。因此當人文主義要求透過閱讀古典作品或民族文學來使人成爲有教養的人時，它就已經在一種文學社群的模式之下，爲國家或社會的建構提供了進行政治綜合所需的溝通媒體。（Sloterdijk, 1999a: 11）以致於每個時代或每個社會都會產生它自己的「正典」（Lek-türekanon），並透過學校的教育制度或書籍的出版體系，半強迫性地要求國民閱讀這些選錄在正典中的作品，以建立人與人之間能夠和睦

相處的基礎。

人文主義這種田園牧歌式的文學情調，掩蓋了它的本質。索羅托岱分析說，在羅馬時期，人文主義若不與最不人道的羅馬競技場聯想在一起就無法被理解。在凱撒時代，羅馬帝國在環地中海地區大量興建露天競技揚，政府把血淋淋的人獸鬥提供給大眾觀賞，並視此為國家不可或缺的日常統治技術之一。在這種人類獸性透過大眾媒體而高度釋放出來的背景下，人文主義做為一種抗衡的力量才被提出來。因而，在羅馬一個很熟悉的場景是：一個人在競技場的殘酷鬥爭中忘情喊叫，等回家以後才為自己獸性大發而自慚形穢，他開始靜下心來讀書，以求重新找回自己的人性。

一個稱得上有教養的人，就必須與競技場的大眾文化保持距離。就此而言，人文主義所強調的文學閱讀與代表大眾文化的競技場，分別代表兩種互相競爭的媒體。人文主義所從事的媒體競爭，就是以書本對抗競技場的起義行動，它要以深思的哲學文學，對抗在競技場放縱獸性的聳動刺激。在一個高度文明的社會中，人即不斷被這種要求克制或放縱的衝突所左右。而成為一個有人性的人，就是要選擇能克制自己的媒體，而放棄那放縱獸性的媒體。索羅托岱因而認為，一旦把人文主義與羅馬現象聯繫起來看，那麼人文主義的本質顯然就是一場馴化人類野蠻的抗爭。

在索羅托岱的這種理解下，詢問人性的未來，就等於在問我們是否有希望可以成為馴化人類獸性的主人。（Sloterdijk，1999a: 16）而探討超越人文主義，成為真正的人，就是要找出一種能馴化人類獸性的新媒介。（1999a: 19）在這個前提上，索羅托岱宣稱人文主義終結了！人文主義在公民國家中做為一種學校或教育體制，這種時代也已經過去了！因為當前的大眾社會透過各種連繫網絡的革命，已經以大眾媒體取代文學在書寫與閱讀中所起的溝通媒介作用。文學在大眾

社會中退居到邊緣的位置，它已經不再成爲民族精神的承載者。目前文學即使還沒死亡，至少也已經是渙散成各種各樣的次文化了。

　　現代社會正重新以羅馬帝國做榜樣，它一方面赤裸裸的動用軍事武力，另一方面又提倡殘酷暴力的娛樂工業。所以，就當代大眾社會的新媒體來看，在它取代人文主義而起的過程中，並沒有超越人文主義，而是表現出一種後人文主義的現象，即人的再野蠻化。（1999a: 14）這種現象既是取代人文主義而出現，那麼人文主義就再也無力馴服這種野蠻了。在這個質疑中，索羅托岱動了要給海德格的《人文主義書信》寫回函的念頭。他想在海德格之後繼續追問，怎樣才能眞正地能超越人文主義，而眞正能馴服人類獸性的有效媒介又是什麼？

　　索羅托岱用了相當多的篇幅，闡釋海德格在《人文主義書信》中，如何以存有－人類學（Onto-Anthropologie）的觀點，超越傳統人文主義及其預設的西方形上學傳統。索羅托岱看出來，海德格在第二次世界大戰甫結束的一九四六年所寫的《人文主義書信》，事實上是與傳統的西方思想徹底決裂。因爲二次大戰後，知識份子爲拯救人類的心靈所提出的靈丹妙藥，不管是基督教、馬克斯主義或是存在主義，都是以人文主義爲號召。海德格在此時獨排眾議，主張要以對存有之思來取代主體性的形上學，基本上即是要瓦解西方形上學對天地萬物抱持任意宰制的性格，以讓存有自我展現。所以他才要人屈居存有的看門人，而不再自視是可以在存有居所中任意發號施令的主人。

　　索羅托岱批評海德格這個構想是一套神學。海德格主張傾聽存有發出的言語，被索羅托岱認爲是暗地裡有一套神祕的天主教，他認爲海德格那晦澀而令人無法索解的說辭，其實是冥思人在一不可見的教會中，等待話語的啓示。（1999a: 28）索羅托岱因而認爲海德格試圖超越人文主義的構想是失敗的，因爲海德格在存有與人這個此在的

說與聽之中，仍保留了人文主義那種田園牧歌式的文學情調，而沒有正視如何馴化人的獸性與野蠻的問題。

索羅托岱指出，海德格爲了與西方形上學劃清界限，爲了反對任何形式的人文主義，而強調他的「存在分析」與任何生物學或人類學的分析都截然不同（具有存有學的差異）。他認爲海德格太過於堅持這個立場，反而使他自己沒有認識到，他對「在世存有」的解釋，事實上正可以在「進化的自然史」或「馴化的社會史」的理論解釋上奠定基礎。因爲人具有存處於世的種種特性，正是因爲人這個胎生哺乳類做爲一個早產的生物，本身就是一個進化未完成的動物使然。（1999a: 34）索羅托岱因此重新走回海德格所反對的哲學人類學，並且更進一步地把尼采的「超人」哲學、與柏拉圖在理想國中的「哲王」構想，解釋成馴化人類獸性而超越人文主義的哲學構想。

索羅托岱因而說，正如尼采在《查拉圖斯特拉如是說》中對當代道德所持的批判，現代的倫理學強調幸福與德性，卻把人馴養的愈來愈小。德性要求謙卑與馴服：人就因此把狼馴養成狗，同時使人自己也變成最好的一種家居動物。（Nietzsche, 1980: 214）索羅托岱認爲尼采在這裡的洞見即是看到，人原本就是馴化自己的畜養者，但人文主義過去以謙卑的德性教化、或學校教育的假面具，壟斷了畜養人類的權力，現在尼采要反人文主義，就是要突破畜養人類的壟斷權力，而把人的馴化重新交到自己的手中。一旦人類的馴化是人自己計劃的對象，那麼柏拉圖理想國要求培養哲王的構想，在未來的生物科技發展下，無非就是要透過人類基因的改良，培育人類的菁英。這樣才能真正馴化人類的獸性，而使人從動物人（Sapiens-Tier）進化到人類人（Sapiens-Mensch）。在索羅托岱的思考下，一個企圖界定基因科技合法使用範圍的「道德法典」，顯然已經變成一套查拉圖斯特拉的超人計劃了。

　　海德格超越人文主義的企圖在於人不去宰制自然，但現在索羅托岱超越人文主義的構想，卻是反過要用生物科技宰制人自己；柏拉圖理想國的哲王構想，按康德的詮釋是在要在意志自律下，克服感性欲望的動物性，而成使人成為自我立法、自我遵守的立法者。但現在人人自由自律的「目的王國」，在索羅托岱的詮釋下，卻變成為一個從培養皿中培育出來的「人類花園」。造成這種思考的轉折，問題就在於，一旦人類試圖用生物科技取代道德在文化或社會中的作用，那麼人的教化就變成了馴化，而人的教養就變成了畜養。這個問題的關鍵被批評者圖根哈特（Ernst Tugendhat）正確地指出來了。

　　圖根哈特是當前德國最著名的哲學家之一。他是猶太裔德國人，年幼的時候因為粹納的迫害，而與家人流亡到中南美洲，因此他也是納粹種族清洗政策的受害人之一。所以他說，他一聽到索羅托岱提到「淘汰」（Selektion）這個字，就不禁想起納粹在奧什維茨集中營所做的事。圖根哈特批評說，索羅托岱要以他所謂的人類科技的「法典」來處理生物科技的倫理學問題，這應當是要為生物科技的應用提供道德判斷的標準，但索羅托岱在斷言人文主義即將死亡後，卻反過來主張未來只有生物科技才能馴化人類的野蠻，這等於是反過來把生物科技視為道德判斷的標準。索羅托岱所謂的「法典」因而只是一種技術性的準則，或權力關係的結果而已。圖根哈特並更進一步說，即使倫理學真的只是關係到馴化人類野蠻的問題，但要分辨野蠻或不野蠻，不是也需要道德的標準嗎？更何況，不同的道德判斷標準是基於不同的規範系統產生的，這純粹是文化性的東西，而不是生物基因的組合所能決定的。（Tugendhat, 1999）

　　索羅托岱思想的轉折，顯然是從他誤解海德格超越人文主義的構想中產生出來的。但這種誤解並非全然沒有根據。海德格要在存有之思中超越人文主義，這是他對科技時代的批判性洞見。也就是說，

海德格企圖超越人文主義，在相關於道德實踐的問題上，原本可以被恰當地理解成——他是要突破過去主導倫理學的人類學中心主義，而重新在存有論的基礎上奠定道德應然的客觀基礎。這可以正面地做為解決當前處於危機狀態的生態與生命等道德問題的根本之道。但由於海德格堅持把自己的學說與倫理學劃清界線，（Heidegger, 1976: 353-355）導致他的存有論倫理學，只一步之差，就落到自然進化或社會馴化的層次之上了。

　　索羅托岱的思考走上了歧路，但他不是全無所見。他把當今大眾社會的野蠻化現象指陳出來了。他斷定人文主義終結，未嘗不是反映在科技快速發展的時代中，倫理學的無力。在過去，存在主義說人的存在必須由人加以抉擇，在那個時候哲學家說：上帝死了。現在，生物科技即將可以製造人自己的存在了，這一次，哲學家卻說：人文主義死了！人類還沒等到科技賜給我們永生不朽，就已經先被宣判死亡了。回顧這一場世紀末的人文主義爭論，不禁令我們反省到，過去建基於人類學中心的倫理學構想是否真的有所不足？如果真的是這樣的話，那麼什麼才是自然之道，就值得我們從現在起深思。

第七章　復原與可同意性

——哈伯瑪斯論優生學政策自由化的道德界限

　　基因治療的研究與應用做爲以科技介入人類自然本性的行動方式，使得「人爲製造」與「自然成長」的界限被打破。遺傳基因自然組合的不可支配性做爲人類自我理解爲自律與平等的道德存有者的可能性條件，現在逐漸成爲在技術上可以操控的合法領域。人雖然仍是目的自身，但卻也成了手段本身。宏觀地看，這是人類在啓蒙中追求去自然化的自由的完成，還是人類追求道德自由的去決定論的終結？基因治療的法律管制問題，迫使我們必需重新思考康德在啓蒙時期就已經面臨到的根本問題：是否「必須揚棄知識以爲信仰留餘地？」[1]在基因科技的世紀中，我們是否要在人類尊嚴之前告別基因圖組的啓蒙？以將生命的歷程再神聖化；或者，我們應該爲逐漸走向自由化的優生學政策建立一個不可僭越的道德界限，以爲基因科技的醫療應用的法律管制奠定倫理學的基礎？這個嚴肅而艱難的議題，最近已在德國哲學家哈伯瑪斯的處理中，出現了新的解決方向。本章將試圖就他在《人類自然本性的未來－邁向自由化的優生學政策？》（Habermas, 2001）一文中所做的分析著手，闡釋他如何基於「對話倫理學」（Diskursethik）在「復原」與「可同意性」的「醫療邏輯」（Logik des Heilens, Habermas, 2001:79,93）上，解決由基因治療所產生出來的棘手的應用倫理學問題。

---

[1]　康德在此所謂的「信仰」是指理性的「實踐的運用」。換言之，他在此所思考的是我們是否應爲道德實踐的可能性而限制知識。參見：Kant（1968a），S.BⅩⅩⅩ.

一、問題的檢討

　　在一個除魅化的現代性世界中,再神聖化的訴求無法取得多元世界觀的共同認可。對於基因科技進行法律管制的倫理學討論,在憲法寬容原則保障下所進行的共識建構,則分別從兩個不同的方向走入了同樣的死胡同。當前在諸如胚胎幹細胞研究的討論中,我們要不是把胚胎生命權保障的問題侷限在墮胎的爭議中,否則就是在胚胎何時具有憲法所保障的人格尊嚴的問題上打轉[2]。前者的困難在於規範標準的融貫性無法一致的難題,亦即如果墮胎是法律許可或不懲罰的,那麼為何胚胎幹細胞或複製的研究就必需立法管制(或禁止)?兩者不都同樣涉及到未出生前的胚胎的銷毀嗎?令人質疑的是,我們怎麼可以有雙重的道德標準呢?後者則涉及生命發展的連續性不可分割的難題,因為如果生命的過程是連續的,那麼我們又怎能界定出一個生命開始的絕對起點呢?如果人的生命權應當受到保護,那麼在哪一個「初期」階段,他就應當被視為人呢?一旦在存有論上無法為人類的生命定義一個絕對的時間起點,那麼我們又如何能夠、依什麼標準立法管制呢?

　　法律管制的合法性需要倫理學奠定其道德正當性的基礎。但過去從法學觀點出發的討論,卻一開始就使倫理學陷入進退維谷的理論窘境中。英美法體系從判決的案例出發,關於未出生的人類生命的保護問題,最先出現於墮胎的爭議上。因而從英美的文獻入手,自然會以最早的Roe v. Wade判例進行討論;而從德語系的文獻入手,則在

---

[2]　陷在這種兩難的困境而無法跳脫的法學家,特別可以Norbert Hoerster為代表。他在1991年發表的《世俗國家中的墮胎》(Abtreibung im säkularen Staat)與新近在2002年出版的《胚胎保護的倫理學》都沒有跳出在這裡的理論陷阱。

大陸法體系中，憲法所明訂的基本權保護又必須占有論證最高前提的地位。迄今爲止，這兩種論理的進路，要不是如前述因爲規範融貫性的不容不一致與生命連續性的不可切割，導致問題無法解決；否則就是舉證有條件限制的墮胎是許可的前例，或者指出憲法所保障的人格與生物學的人類生命具有法律意義上的差異做爲異議，而逐漸產生優生學政策自由化的訴求。要求放寬甚至解除基因科技研究與應用的限制之聲浪大爲提高。更何況，基因科技的研究在醫療保健方面的潛在利益，其道德的正當性又那麼無可置疑。在優生學政策自由化的趨勢中，要求以法律或道德對基因科技進行規範的訴求，甚至已經反過來被認爲只是對於未知之事物的一種莫名的恐懼而已[3]。對於未來基因科技應用的正當性進行無謂的質疑似乎是不必要的，迫切的問題反而是必須轉變已經過時的道德意識。

　　在此，無論持贊同或反對的立場，都把「胚胎幹細胞實驗」與「胚胎植入前的遺傳診斷」等基因治療的道德爭議，化約成以下的問題：「胚胎是否具有人格？」「胚胎分化到那一個階段即必須視之爲人？」或者，簡單地說：「生命從何時開始？」在這裡，我們試圖以定義人的生物－生理學特徵的存有論語言，來討論道德應然的問題。但我們沒有警覺到「生命從何時開始？」與「胚胎是否是人？」這樣的問題，已經把我們引入化約論的歧途。我們忽略了，自然的人類生命與道德的人格的區分：既不是時間點的區分，也不是生物學定義的區分；而是不同範疇，不同觀點的區分。規範的融貫一致性與生命的連續一貫性，帶來界定生命從何時開始的理論困難，以及胚胎是否或在何時具有人格權或生命權保障的立法困難。這的確不是一個容易解

---

[3]　參見Dworkin（1999）的論點。

決的問題，它必須有開放討論的空間。我們應該坦承，倫理學對於這些問題同樣也找不到一個普遍可以接受的答案。我們無法回答這些問題，但值得慶幸的是，回答這一類的問題原本就與基因治療必須由法律加以管制的道德證成問題不直接相干。我們大可先鑽出這個牛角尖來看問題。

　　哈伯瑪斯為突破這種理論的困局率先做出了嘗試。對於哈伯瑪斯來說，真正的問題並不在於「胚胎是否是人？」的生物－生理學界定，或者「生命從何時開始？」的時間點問題。而是應在「實然」與「應然」的範疇性區分，以及「自然」與「自由」的雙重觀點的差異下追問：「在道德上加以命令與在法律上加以保障的人格的不可侵犯性」（moralisch gebotene und rechtlich garantierte Unantastbarkeit der Person）是否與人的「肉體的身體化的自然成長模式的不可任意支配性」（Unverfügbarkeit des naturwüchsigen Modus ihrer leiblichen Verkörperung），有著規範性的整體關聯（Habermas, 2001:41）。對於哈伯瑪斯來說，道德論證的層次不能停留在「胚胎是否是人？」這種生物－生理學的問題上。我們不能貪求理論的便利，只試圖在例如：「消耗性的胎胚幹細胞研究是否形同殺人的行為？」這一類基於日常直覺或宗教性的情感反應所形成的模糊聯想，來做為道德判斷的基礎。而是應當徹底地追問，人類遺傳基因組合的自然成長，是否是人類能夠自我認同為自律與平等的道德存有者的可能性條件。只有當這樣的論證能成立，基因治療的法律管制的道德基礎才能夠被理性地證成。因為如果遺傳基因組合的自然成長是人類自我理解為道德存有者的可能性條件，那麼它的不容任意操縱性就具有道德設準的論理地位。在此可以先不論我們能否在經驗知識上界定它何時或如何具有人類生命的形態，而直接在道德的層次上承認其應被尊重的權利，並要求明訂法律以保護之。

　　哈伯瑪斯因而認為，如果「遺傳機制之不可任意操縱的整全性」是奠基在「人格認同之生物學基礎的不可任意支配性」之上（Habermas, 2001:51），那麼整個基因治療的管制問題就可以回歸到基本的「醫療的邏輯」（Habermas, 2001:79）。因為醫療手段的正當性存在於疾病的康復，而醫療手段做為達到身體「復原」的主動介入，他的必要前提又在於「可同意性」之上。也就是說，在醫病關係中，醫療的介入必須能夠合理地預期可以得到病人的同意。復原做為回復身體在疾病之前的自然狀態，或在醫療中必須把病人視為原則上能行使同意權的第二人稱的對話夥伴，這使得任何基於醫療利益而論證的優生學自由化政策或基因科技研究的開放管制，都必須遵守醫療的邏輯做為它自己的道德界限。換句話說，如果「胎胚幹細胞研究」或「治療性的複製」（therapeutische Klonen）是屬於所謂可以允許的「消極的優生學」的話，那麼它能夠與「積極的優生學」區別開來的判準，就不在於它在技術上的操作方式，而在於它是否合乎醫療的邏輯。亦即，它是否以回復人類基因組合的自然成長為目的，並預期它的醫療介入事後可以獲得胚胎做為第二人稱的病人身分的同意。「復原」與「可同意性」因而界定了我們對於胚胎處理的道德正當性的範圍所在。它可以做為當前優生學政策自由化趨勢中必要的道德界限。

　　哈伯瑪斯這個論點最終基於一個預設，亦即：人類出生的自然成長性（換言之，人類遺傳基因的不可任意支配性）是人類自我理解為自律與平等的道德存有者的可能性條件。在這個論證的架構中，哈伯瑪斯才有可能在「人格尊嚴」（Menschenwürde）的「不可侵犯性」（Unantastbarkeit）之外，另行證立「人類生命的尊嚴」（Würde des menschlichen Lebens）的「不可任意支配性」（Unverfügbarkeit），以做為主張──我們對於禁止基因科技任意操縱人類遺傳機制具有基本的權利（或者如同一般被過分簡化的說成：胚胎具有

道德的地位）——的論理依據（Habermas, 2001:56-69）。同時又不會讓我們陷入：要不是必須付出使做為道德基礎並依憲法加以保障的人格尊嚴被化約成自然生命的代價，否則就是必須接受反對一切基因科技之醫療應用的保守主義立場。這種理論構想的可行性，因而是非常值得仔細探討的。

哈伯瑪斯借助「醫療的邏輯」所提出的「可同意性」原則，事實上是基於他在「對話倫理學」的理論架構中，把規範的普遍有效性詮釋成在實踐討論的共識形成中的值得同意性。這個理論觀點筆者已有專文討論，此處不贅述（林遠澤，2003:405ff）。至於在「復原」的原則中，哈伯瑪斯不自覺地跨入了一個他自己也沒有充分理解的深刻問題，即：後形上學的自然主義是否可以重新理解成道德自由的先驗基礎？因為以復原做為判準，無非即以自然做為人類行動最終的道德界限。但這個問題委實太太。本章底下僅能著力於論證方向的澄清，並僅集中在三個問題之上：第一，哈伯瑪斯如何指正當前關於基因科技的道德爭議的討論範疇誤置；其次，他如何重構這些問題的正確提法，以證成我們有禁止基因科技任意操縱人類遺傳基因組合的基本權，從而對於「胚胎道德地位」所在的倫理學位置做出明確的論證；最後我想簡要地指出，哈伯瑪斯在提出他的醫療的邏輯做為解決的方案時，他所面臨的倫理學問題與困難何在。

二、關於胚胎幹細胞實驗之道德爭議的討論範疇誤置

　　涉及基因治療科技應用的優生學政策真的無需倫理學為它設定道德的界限，以致於除非被濫用，否則它在醫療保健方面的利益，就足以證成它的道德正當性，從而可以開放管制、放任自由的應用與研究嗎？還是過去的討論不僅沒有澄清基因科技的道德問題，還反過來使真正的倫理學問題被掩蓋了。例如消耗性的胚胎幹細胞實驗，其道德問題的性質與墮胎相同嗎？還是它們根本就是不同的兩回事，前者涉及的是個人權益衝突的考量，而後者涉及的卻人類整體自我認同的「群類倫理學」（Gattungsethik）[4]的問題？對於出生前的人類生命的保護問題，應從界定人類生命的起點，還是從說明人類出生的自然成長是否或如何是人類自我理解為自律與平等的道德主體之可能性條件的問題著手？在規範的討論中，可以把道德的應然性從人的生物－生理學特徵的存有論界定中推演出來嗎？如果基因科技在人類生殖與醫療的應用上，所涉及的道德問題與墮胎的問題不同質，而且保護出生前的人類生命的理據也不取決於生命起點的界定；那麼在討論由基因科技的醫療研究與應用所產生出來的倫理學問題時，規範體系的融貫一致性與生命連續性的不可分割，就不會再構成我們始終無法解決問題的障礙。錯誤的提問不能期望有正確的解答。因此，即使我們並不能決定性地解決這些問題，但是如果能先確定它們根本就是討論範疇

---

[4] 哈伯瑪斯此處所指的「Gattungsethik」是指關於人「類」（Gattung）的倫理學。亦即人類如何與其他生物有所區別，並自我認同為人的人性或本質性的問題。因而我依孔子所謂「鳥獸不可與同群，吾非斯人之徒與而誰與？」《論語·微子》一語，把「Gattungsethik」翻譯成「群類倫理學」。

誤置的結果，那麼最起碼我們可以改弦更張、另起爐灶。因而，底下我將首先透過哈伯瑪斯的洞見[5]，把基因科技的醫療應用與研究的道德爭議之倫理學性質加以論題化地釐清，以引入新的討論方向。

(一) 在倫理學上不必也不應回答的問題：「生命從何時開始？」或「胚胎是否是人？」

　　諸如胚胎幹細胞研究或胚胎植入母體前的遺傳診斷，其法學與應用倫理學的討論之所以會一再地集中在「胚胎是否是人？」「生命從何時開始？」這樣的問題上，並非沒有必要的理論考慮。因為不僅在關於生命權保護的法律論證方面，「保障的法益」與「權利的主體」在存有論上應有一定的關係；而且在倫理學論證的考慮上，如果我們能明確地界定胚胎是否或何時可以視之爲人的話，那麼我們關於胚胎醫療與實驗的倫理學討論，就可以提高到人格尊嚴的道德層次或生命權保護的憲法層次之上。這樣的話，相對於其他的利益衡量，對於胚胎或尚未出生的人類生命的保護就具有定言令式的性質。也就是說，如果可以論證胚胎具有道德上的人格或憲法所保障的基本權的話，那麼它就不能因爲任何其他的利益考量（即使像是醫療保健這樣在道德上無可爭議的人類利益）而被工具化對待（Habermas,

---

[5]　哈伯瑪斯這一篇論文保留了原來做爲講稿的形式，因而理路雖然清晰但卻不具論證的形式。我在引介他的觀點時並不嚴格遵照他原來的論述次序，而是專題地針對當前的生命醫學、基因倫理學討論的爭議焦點，重新把哈伯瑪斯在演講中的論點明確化、強化。以使他的觀點能從專題化的討論中更呈顯出他的洞見的理論價值所在。因而即使文中部分觀點的敘述係出自筆者在理解中的自行引申，但並未特別在文中做出辨別，以免枝蔓了問題討論的主線。

2001:70）。在此胚胎的需要被保護性與不能被任意工具化就可以得到在法律上最高、在道德上最終的論證基礎。

　　另一方面，即使大家都知道生命的自然過程是連續性的，但我們還是認為生命的起始點可以界定，或生命的某一個初期階段可以透過與其後的發展階段相比較，而決定它是否在生物－生理學的特徵上，可以算得上具有已出生人類的人格地位。這種確信來自一個不言自明的前提，亦即我們都看到了，當前人類的科技能力已經能夠把連續性的生命過程在技術上加以分段控制，以致於我們可以把某一個階段的生命形象與其他的階段相比較。基因科技的進步使我們在法學或應用倫理學的討論上，不證自明地把管制基因科技的道德基礎問題，直接就放在客觀地認定生命開始的時間點之上。因為如果我們能夠對人類生命的時間點進行客觀界定的話，那麼保護在該定義下尚未出生的人類的生命權，即同時是對以基因科技介入生命自然歷程的行動合法性範圍立下了道德的界限。

　　我們試圖通過對於「胚胎是否是人？」與「生命從何時開始？」這類問題的回答，以能從人格尊嚴的道德層次來對抗對於出生前的人類生命的任意支配與工具化，並試圖從生命起點的界定來設定以基因科技介入人類生命的合法性空間。但我們沒有意識到，這條捷徑將使我們因歧路而亡羊。因為從「生命何時開始？」或「胚胎是否是人？」的提問出發，我們勢必一方面在理論的討論過程中，會因為生命連續性的無法分割與直觀的不明確性，引入多元世界觀的爭議不決（Habermas, 2001:60）；另一方面，在論理的原則上，我們也會犯了化約主義的謬誤（Habermas, 2001:62）。因為這個論證事實上是把道德應然的範疇誤置在定義人的生物－生理學特徵或生命的存有論起始點的實然問題的範疇中。結果既不能在憲法寬容原則的層次上，證立一個普遍可以接受的世界觀中立的規範原則；在倫理學的論證邏輯

上也是錯誤的。

自然生命的連續性之所以能劃分一個開始的時間點，這是建立在基因科技操控的可能性之上。生命起點的區分因而絕非自然的區分，而是在某種價值觀選擇下的區分[6]。也就是說，我們是基於基因科技對於生命歷程的分段控制，才能把在不同生命階段中的生命形象相互比較。生命從何時開始的時間點區分，事實上是我們選擇把某個階段的生命形象視為是人類圖像的決定。這種決定既非建立在自然的基礎上，那麼它必然是一種基於個人（一個群體或一個文化體）詮釋的價值觀選擇。當前關於胚胎幹細胞實驗的道德爭議還只是各說各話，就是這種基於多元的世界觀或個別選擇的價值觀之論證邏輯的外在表現。

敬重生命神聖的宗教世界觀，可以用潛能論證的形式，以生命的連續性反對胚胎幹細胞的研究。他們認為從授精卵開始，胚胎就有發展成為人的潛能，因而認為，消耗胚胎以做實驗無異於是以人體做實驗的殺人行為；而持經驗主義世界觀的科學家，則可以反過來基於直觀的不明確性，來指證我們對出生前的生命，在其授精卵、前胚胎、胚胎、胎兒、（甚至到）初生兒的不同階段中，對於他是否具有應受尊重的道德人格，具有不同程度的直觀差異性。因而主張在生命的前期階段所進行的（生物學）研究，並不存在傷害（人類）生命的問題。生命的連續性是無法分割的，但直觀上的差異性又顯示我們對於同一個生命過程的不同階段，並非是無差異對待的。就此而言，任何對於生命開始的時間點認定，都是某一特定倫理學的價值立場的界定，而不是在生命的生物－生理學特性上，真正存在生命開始的一個

---

[6] 相近的批判亦可參見Quante（2002:91）的分析。

絕對起點。所以不管雙方針鋒相對的立場，是各自以生命的連續性或直觀的差異性做為論理的基礎，但事實上他們的思路都是一致的，即都是以基於不同價值觀的選擇做為道德規範的內含。這使得在憲法基本權或立法管制的討論中，試圖透過生命起點的客觀認定來解決問題的企圖無法達成。因為憲法的基本權討論應該是世界觀中立的，它本身不應由某一特定的世界觀或價值立場所決定，否則法律即將成為特定的意識形態最有力的武器與護身符。[7]

　　如果說生命的連續性與直觀的差異性，只是這種論證方式無可避免的技術性困難，它最後可以透過專業諮詢的方式（例如成立倫理學委員會，以提供決策與立法的參考），使價值選擇上"正確的"界定最後能透過規範制定的方式，來使我們模糊的直觀明確化。那麼這還不妨害這個理論本身的有效性。但如果說它在原則上就是錯的，那麼它在技術上不可避免的困難就反而形成了本來可以避免的理論陷阱。顯而易見的，從某個存有論上的絕對時間起點來決定生命的開始，或訴諸於一種特定的價值觀做為在規範上將模糊的道德直觀明確化的做法，都是試圖直接以單一決定性的原則（unmittelbar einschlägiges Prinzip），來為規範的有效性奠定基礎[8]。這種基礎主義式的論證策略，能使民主社會充滿不同意見的爭辯，但卻無法使理性的溝通開始進行。因為它自己一開始就已經排除了理性討論空間。這樣一來，基於理性的可接受性的規範有效性，就是在原則上無法達成的（Habermas, 2001:61）。

　　更大的問題則是，這種論證既基於化約主義而進行，那麼它不

---

[7]　例如Hoerster就認為從憲法所保障的人格尊嚴去論證保護胚胎生命的權利基礎不但毫無用處（2002:22），更會被誤用為意識形態的武器（2002:24）。

[8]　哈伯瑪斯在這裡採用了Höffe（2001）的批評觀點。

僅不能證成尚未出生的人類生命的法律保障的道德基礎，還反過來會
因爲忽略了道德人格與自然生命之間的範疇性差異，而使在過去無可
爭議的道德人格尊嚴，被降格成一種自然的性質。道德與法律的規範
需求是從人與人之間的互相依賴以及行動自由的互相限制而來的。因
而就有機體的角度來看，雖然人一出生（或某個階段的發育之後）就
成爲人，但就個體化的自主行動而言，只有當他處於公開的、跨主體
分有的生活世界的交往互動與相互承認之中，他才能算得上是一個具
有人格的人（Habermas, 2001:62-64）。在母胎中做爲人類生殖社群
的生物學樣本之一的個體存有者，因而還不能直接被視爲具有人格的
人（Habermas, 2001:65）。生命的內在尊嚴無需反對，但是我們卻不
應以存有論的語言來界定人格的尊嚴。否則人與物的道德觀點差異就
無法保持了。一旦我們試圖透過界定「胚胎是否具有人格？」來奠定
基因治療的法律管制的道德正當性基礎，那麼我們勢必先得付出把人
格尊嚴的道德範疇降格到人類自然生命的範疇之代價。如果這種化約
主義的代價是我們不願也不允許付出的，那麼我們在倫理學討論中，
對於「胚胎是否是人？」或「生命從何時開始？」這一類的問題一開
始就不必也不應回答。

(二) 基因醫學與保全人類圖像的「群類倫理學」 問題

消耗性的胚胎幹細胞研究與墮胎手術就它們都必須「銷毀」未
出生的胎胚而言，他們在過程上是相似的；而胚胎植入母體前的遺傳
診斷，則不僅在技術上與墮胎手術有相同的作用，更可以避免一旦在

懷孕過程中才診斷出胎兒具有遺傳缺陷，以致於必須採取墮胎的手段時，對於母體健康可能造成的傷害。因而如果我們認為墮胎是許可的（或至少是在法律上不必懲罰的），那麼要求對於胚胎幹細胞研究或胚胎的遺傳篩檢必須立法管制或禁止，就非常令人難以理解了。就此而言，即使不是優生學自由化的支持者，僅就規範融貫一致性的合理要求來看，我們也不免要質疑，對於基因治療的立法管制與禁止是否會產生雙重的道德標準。

這些質疑的出現，很大一部分是因為我們僅關注於基因治療的研究應用與墮胎在技術形式上的同質性，而忽略了它們在法益保護與行為的道德性質上的範疇性差異而導致的（Habermas, 2001:56-58）。在是否允許墮胎的法益衡量上，對於胚胎的生命權保障，是考慮到當他與女性對於身體的自主權相衝突時，對於他的保護是否必須有所限制的問題。也就是說，一旦女性在非出於意願而懷孕、且胎兒仍無法獨立於母體之外而存活時，那麼考慮到他做為女性身體的一部分，才能與女性對於身體的自主權產生法益保護的衝突。但在胚胎幹細胞的研究中，胚胎是科學家有意製造或取得的，科學家對胎胚的生命權並沒有相抗衡的權利要求，因而科學家除非有其他的權利要求，否則他並不像懷孕的女性一樣，有要求中止胚胎繼續發育的權利。至於胚胎植入母體前的遺傳診斷，則因為它必須在多個預先培養的胚胎之間做篩選，因而已經算是有意的品質控制了。它的技術形式甚至可以被理解成是：「把在保留的條件下產生出來的生命，為了第三者的偏好或價值導向加以工具化，其淘汰的標準則是依基因組合的值得期望與否而決定」（Habermas, 2001:58）。這種技術事實上已經使得消極優生學與積極優生學之間的界線被打破了。

另一方面，墮胎的問題涉及的是一個可能的生命是否能繼續成長的問題，但胚胎幹細胞研究的問題涉及的卻是人類的圖像（人類的

自我認同）是否能維持下去的問題。也就是說，對於前人格的生命保護問題，並不像在墮胎的問題中是個人決定的存在性的問題；也不只是觸及到在殊異的文化中，對於依各自的世界觀或價值觀對於生命形象做出不同解釋的倫理性問題；而是涉及到人類理解自己如何有別於其他生物的道德的自我認同問題。當前胎胚幹細胞的研究做為日後對於人類遺傳基因組合的自然發展的一種技術性干預，它所改變的很可能正是過去在人類自我認同的過程中給終不變的生物學基礎。它因而不是個人道德的問題，而是涉及「群類倫理學」的道德問題（Habermas, 2001:72-73）。

從這兩方面來看，規範融貫一致性的質疑就不能用在基因治療的法律管制問題上。因為一旦墮胎與胚胎幹細胞研究分屬倫理學不同的討論範疇，兩者不能一概而論的話，那麼我們當然要有兩套不同的道德標準，以分別處理他們。

三、管制基因治療科技之道德必要性的先驗論證

從前面的討論可以得知，就基因治療的應用與研究所牽涉到的倫理學問題來看，對於生命起點的時間性界定其實是價值觀選擇的問題；就它與墮胎在倫理學討論範疇上的不同，則可把它所涉及的道德問題定位在關於普遍的人類圖像的群類倫理學問題。透過這兩方面問題的釐清，正確提問的方向就被哈伯瑪斯逼顯出來了。只要我們不重蹈覆轍，那麼在論證管制基因治療科技在道德上的必要性時，就得思考如何在普遍的人類圖像上，提供一種價值觀中立的倫理學基礎。這樣一來，以基因科技介入人類遺傳基因組合的道德界限，就可以說成是：基因科技的遺傳學干預不能妨礙人類自我認同為人類的可能性條件。在這裡，康德倫理學「正義優先於善」的義務論洞見，就被哈伯瑪斯運用來批判過去基於生物－生理學的存有論的、經驗主義式的化約主義謬誤。並把他們透過定義「胚胎是否是人？」或「生命從何時開始？」以做為限定基因科技的醫學應用的合法性範圍的論證策略，轉化成康德式的先驗論證的形式。哈伯瑪斯不再問「胚胎是否是人？」或「生命從何時開始？」而是問「人類遺傳基因組合的自然成長是否是人類自我理解成自律與平等的道德存有者的可能性條件？」[9]。

---

[9] 哈伯瑪斯對於他的提問並沒有一個清楚的公式，他實質上採用的是康德式的先驗論證形式，即以重構可能性的條件來回答客觀有效性的問題。但是他在行文中卻沒有把這一點清楚的表達出來。這一方面可能是因為他過去一直對「先驗主義」保持一定的距離的緣故，另一方面也可能是他沒有清楚地意識到他的提問方式的重要意義所在。他在《人性天性的未來》的49,50,51,74,79等幾頁中，作出了稍有不同的提問方式。我把哈伯瑪斯所要表達的觀點，統一用這個式子加以明確地表達出來，以便於進一步的討論。

　　一旦這個答案是肯定的話，那麼禁止基因科技任意支配人類遺傳基因的自然組合就具有最終的道德基礎。因為人的自律與平等事實上是一切道德與法的最後依據，如果基因科技的介入破壞了這種依據的可能性條件，那麼它就破壞了整個道德與法律的基礎。再者，道德存有者的身分做為人類自我認同的普遍圖像，超越個人或特定文化圈的世界觀或價值觀的相對性。以人做為自律與平等的道德存有者的圖像來看待人，這是從道德正當性的觀點來看待人類的人格尊嚴，而不是就善生活的不同定義來看人對人類生命的不同價值觀的設定。就此，我們甚至可以說，雖然世界各大文明或各大宗教存在著世界觀或價值觀的差異，但他們的實踐理念都同樣在於儘可能地支持人做為自律與平等的道德存有者的可能性條件（Habermas, 2001:74）。透過康德式的先驗提問方式，使得哈伯瑪斯可以在多元的價值觀與世界觀的前提上，提供一個普遍的、價值觀與世界觀中立的規範有效性的論證基礎。這同時也為在憲法寬容原則下證成出生前的人類生命具有生命權保障的法學目標提供了可能性。

(一) 「胚胎的道德地位」抑或「人類自然生命不可任意支配的尊嚴」？

　　透過這種先驗論證的策略，哈伯瑪斯一方面設定了優生學政策自由化的道德界限，同時在另一方面也間接地證成了胚胎的道德地位。因為如果說人類遺傳基因組合的自然成長具有不可任意支配的基本權利，是建立在我們必須保全人類自我理解為自律與平等的道德存有者的可能性條件的話；那麼我們對於未出生的人類生命的生命權保

護，就不必在「胚胎是否是人？」或「生命從何時開始？」的問題上
談。因為在此，胚胎的生命權保護是在於它做為人類自我理解為自律
與平等的道德存有者或法律人格的生物學條件而有的，而不是因為它
本身就具有人格而需要被保護。在此胚胎雖不是權利主體，但這並不
妨礙它有被保護的法益。它需要被保護是因為它的自然成長（或者說
他的不可任意支配性）對於我們（包括將來出生的他）所認同的自律
與平等的道德社群具有整全性的意義。沒有它的不可任意支配性做為
自律與平等的可能性條件，那麼人類的道德社群就不能存在。如此則
整個道德與法律的規範都將失去最終證成的基礎。

　　人類遺傳基因組合的自然成長因而具有康德所謂的實踐理性的
設準之地位。它做為道德的必要前提是即使我們在知識上無法證成
它，但單就預設它的必要性就必須對其存在加以"先驗地"肯定的。
就此而言，即使我們無法確知胚胎是否是人或人的生命從何而開始，
但只要它的自然成長是人類自我理解為自律與平等的道德存有者的可
能性條件或預設，那麼保護他的不可任意支配性即成為一項無可否定
的道德義務。哈伯瑪斯因而把「人格尊嚴的不可侵犯性」與「人類生
命的尊嚴的不可任意支配性」區分開來（Habermas, 2001:62）。這樣
他一則可以避免必須付出把道德的人格化約成自然生命的某種存在性
質的代價；但同時又能定言地證成成立法管制胚胎幹細胞實驗等基因科
技應用的道德正當性基礎。

　　就此而言，哈伯瑪斯的論證亦等同於是對「胚胎的道德地位」
何在的回答。從他的觀點來看，我們可以說胚胎的道德地位乃在於：
人類的遺傳機制做為人自我理解為自律與平等的道德存有者的可能性
條件具有不可任意支配的尊嚴。因而恰當地說，「胚胎的道德地位」
問題，應是指人類的遺傳基因組合的自然成長不能透過基因科技任意
加以改造或干預，而非指胚胎本身具有何種道德的地位。前者涉及的

是行為的約束，後者所涉及的則是某一存有物的性質界定。與倫理學相關的應該是前者而非後者。但可惜的是，過去在法學或應用倫理學中，卻主要把議題的焦點集中在胚胎的道德地位或法律地位的討論之上。然而，這實際上是一種不精確、並可能造成誤導的表達方式。

　　哈伯瑪斯不把人格尊嚴的地位賦予在胚胎發展的某個階段中，並非懷疑人類生命本身是否具有內在的尊嚴。他只是反對我們把保護胚胎的生命權的道德基礎，從科學的經驗主義或宗教語言的存有論陳述中推演出來（Habermas, 2001:61）。一旦他能透過康德式的先驗論證，把道德社群的人格尊嚴與自然的人類生命的尊嚴區分開來，他反而更能有效地解釋科學家或宗教家在他們各自的主張背後所隱涵的道德直觀的正確基礎。訴諸於生命連續性的宗教家與指證直觀有差異性的科學家，他們的觀點就某方面來看都是對的。因為我們最原初的感受同樣也是：我們對待尚未出生的人類生命與一個具有人格的人，在道德直觀上似乎存在一定程度的差異（這種差異性隨著離出生愈遠而愈大），但是我們也會覺得即使是尚未出生的生命，我們也不應該任意地加以操縱或工具化地利用。這些直觀並沒有錯誤，問題只是他們沒有充分地澄清這些支持他們的倫理學立場的道德直觀的內容。透過哈伯瑪斯的論證，我們可以做出清楚的分析：未出生的人類生命（胚胎）的道德地位的確不能與具有道德或法律人格的人等同，但這不是因為在自然連續的生命歷程中，可以劃分出一個中介於道德人格與自然生命之間的時間點，而是兩者具有在道德觀點上的範疇性差異；同樣地，人類遺傳基因或胚胎的自然成長是不能任意加以支配或工具化的，但這不是因為自然生命是神聖的，而是它做為我們人類自我理解為道德的存有者的可能性條件而言，是在道德上必須尊重與與在法律上必須加以保護的對象。

(二) 做為自由之基礎的「人為」與「自然」的定言性區分

　　哈伯瑪斯論證管制基因科技的道德基礎，並非意在反對基因科技本身。而是要針對主張開放基因科技管制或要求優生學政策自由化的論點，展開根本性的批判（Habermas, 2001:52）。過去對於基因科技的質疑經常停留在一種細節問題的批判上，例如質疑基因科技的技術不穩定性（複製成功的比例過低）或對於基因科技的社會效益做了過於樂觀的考量（例如基因篩選將造成生產費用的巨幅提高，以致於個人或社會醫療體系無法負擔）等等。這些批評事實上都沒有觸及到優生學自由化訴求的根本前提，即認為：基因科技的醫療應用（如果技術成熟了、費用降低了）最後必然能使人類因為不受疾病或天生條件之不利因素的限制，而擴大並提高行動自由的空間，就像過去科技進步帶給人類種種去除自然限制的自由一樣。哈伯瑪斯的先驗論證，所要批判的卻正是這個前提。當他把管制基因科技的道德基礎奠定在：人類遺傳基因組合的自然成長是否是人類自我理解為自律與平等的道德存有者的可能性條件時；則這個提問的另外一面，即等於對優生學自由化主張的根本前提的質疑。因為他所質疑的正是，如果我們放任基因科技干預人類遺傳基因組合的自然成長，那麼過去人類所追求的去決定論（不被宰制）的道德自由，現在是否在基因操縱的技術可能性之下不再可能了。如果是這樣的話，那麼基因科技的遺傳學介入就不像過去技術的進步會為人類帶來自由的擴大，而是自由的基礎的根本瓦解。

　　在這個問題上，哈伯瑪斯接受了德沃金（Ronald Dworkin）的挑戰（Dworkin,1999）。西方社會在面對基因科技快速發展的同時，不

斷有人發出「人不可扮演神」的警語。德沃金認為這只是一種錯誤的恐懼，人們真正恐懼的其實是未知的事物。基因科技介入了人類遺傳基礎的領域，這使得過去仍屬於偶然領域的人類自然天性，現在成了自由決定的範圍。人類現在手握更多自由決定的權力，但卻害怕去使用它。因為我們過去的道德基礎正是建立在偶然與自由決定的界限之上，一旦這個界限被跨越了，勢必會引發我們的不安。人類這種不安，就像希臘人在神話中創造了普羅米修斯（Prometheus）一樣，他們感謝普羅米修斯冒險盜火以創造文明的發展，但卻又擔心自己會像普羅米修斯那樣，因為把神明不可測的力量占據為人類所有，而遭受神明嚴厲的懲罰。但這是錯誤的恐懼。德沃金說，如果人類一直得借助科技的創新來推動文明進步的話，那麼自普羅米修斯以來「玩火」就是必要的。問題不在於因為道德的不確定感，就去質疑基因科技的道德正當性；而是應該反過來質疑我們過去固有的道德想法，並負責任地接受科技創新所可能會產生的後果之風險，否則就是對於未知的一種不負責的懦弱。

　　人類會不會有朝一日玩火自焚？為人類盜火而甘受刑戮的普羅米修斯會不會有一天也會被玩火的人類激怒，並後悔他的付出？哈伯瑪斯從優納斯的觀點受到了啓發（Habermas, 2001:84f）。優納斯在二十年前就已經看到科技時代的倫理學問題核心，他的主要著作《責任原則》即以終於被激怒的普羅米斯修做為開場白（Jonas, 1979a:7）。他認為當前的基因科技與人類過去其他科技的行動性質是完全不同的，基因科技最後將取消自然與人為界限，使人成為自己的製造品，從而引發全然不同的倫理學問題（Jonas, 1979b:39; 1985c:162f）。這個啓發使哈伯瑪看到德沃金觀點的另外一面。如果說基因科技所產生的道德不安，是因為它取消了過去介於偶然與自由決定之間的明確界限，從而在根本上改變了我們固有的道德意識的結

構。那麼是否過去屬於偶然領域的出生的自然性，根本上就是人類自我理解為自律與平等的道德存有者的基礎呢？如果基因科技的介入所改變的是這種自我理解的基礎，那麼它究竟是提高了人類的自由，還是根本地使人類的自由不可能呢？哈伯瑪斯因而嘗試把優納斯的存在批判（即不以對未知的恐懼為懦弱，而是以無知為自由的條件）改寫成——人類遺傳基因組合的不可任意支配性，即是人類自我理解為道德存有者的可能性條件——的先驗論證形式，以批駁德沃金對於優生學政策自由化的訴求（Habermas, 2001:54-55）。

　　從對於德沃金批判的回應與對於優納斯啟發的發揮，使得哈伯瑪斯看到了「人為」與「自然」的定言性區分對於道德基礎的重要性（Habermas, 2001:77）。雖然在過去，人類道德實踐的努力都在於突破感性自然的內、外限制；但現在，如果人類的自然天性也成為人為科技能加以操縱的領域，那麼在「主體」與「客體」的內外之分泯除之後，人類道德自由的可能性卻反而也會被取消。這是過去倫理學未曾深思過的嚴肅問題。人做為主體，他必須是自己生活史的作者。一個人自己生活史的書寫不能由他人操刀代筆，從這一點來看，人的基因圖組就不能先由別人打草稿。自由行動必須出自於一個自由的主體，否則他就不能保持行動自由的身分。在這個意義上，人類出生的偶然性做為人類技術支配無法加以干預的領域，就成了人類自由的一個必要條件（Habermas, 2001:101）。否則一旦人類基因是可以任意支配的，那麼人即是為了某個第三者的目的，依其計劃而被製造出來的產品或工具。這樣道德自律所依據的自由主體性或人做為目的自身的身分就不再能被保持了。

　　再者，人雖然都是父母所生的，但只要他的出生是自然的，那麼每一人個都是「天生」的。天生自然的身分確保了每一人的平等。因為只要每一個人都是「天」生的，那麼他就不是任何人所「生產」

的。天生自然確保了人不隸屬於他人的平等身分。每一個人即使都是父母所生的，但父母卻與我一樣都是天生的。設若基因科技的遺傳學改造是允許的，那麼這種天生自然的平等關係就不能存在了（Habermas, 2001:111）。父母如果可以依自己的期待篩選植入自己子宮的胚胎的話，那麼子女的地位將從屬於父母的地位之下，他將是父母的財產而非天生自然的。哈伯瑪斯因而認為，如果如德沃金所言，基因科技發展的結果是使介於偶然與自由決定之間的界限被泯除的話，那麼這並非代表人類自由之去自然化的發展，而是道德自由的去決定論的終結。因為就像優納斯所分析的，一旦人出生的自然成長與技術操縱的人為製造之間的界限模糊了，那麼主體與客觀的定言性區分也將被科技「去差異化」（Entdifferenzierung; Habermas, 2001:83）。這終將取消人類自我認同為自律與平等的道德存有者的可能性條件。這等於反過來證明：做為自律與平等之可能性基礎的人類遺傳基因組合的不可任意支配性，是在道德上必須尊重與在法律上必須保障的對象。因為道德與法律的最後基礎無非即建立在人類自律與平等的關係之上。

　　在過去，人類實踐自由的擴大在於突破自然的限制，但現在當人類科技進步到能把人類天性的自然基礎加以任意支配的時侯，人類道德自由的基礎卻反而受到威脅。人為自由與天生自然的定言性區別因而是不能取消的。它顯然在兩方面做為道德的基礎，一方面自由不能被自然化，但另一方面自然也不能完全被自由化。前者使人的生命停留在動物性生命的層次中，後者則使人成為被操縱或製造的物或工具。這種保持人為與自然之定言性區分的必要性，是哈伯瑪斯反對把基因治療或優生學政策的法律規範的問題，放在回答「胚胎是否是人？」這一類以定義人類生命的生物－生理學特性，來奠定未出生的人類生命的人格尊嚴或生命權保護的道德基礎之更深一層的理由。

四、對話倫理學的醫療邏輯

　　雖然哈伯瑪斯以先驗論證的提問方式，克服了在「胚胎是否是人？」這一類存有論陳述中所隱含的自然主義謬誤。但是哈伯瑪斯自己是否反過來也犯了「先天主義」的推論謬誤呢？當哈伯瑪斯以基因科技的遺傳學干預將造成人類無法自我理解為自律與平等的道德存有者時，他是否同時認為，人類的遺傳基因做為人類後天行為的「先天」基礎，已經先天地決定了個人未來行動的所有可能性。在此，哈伯瑪斯的先驗論證是否已經不自覺地犯了「基因決定論」的錯誤？哈伯瑪斯並非沒有預料到反對者會有這種批評。他充分意識到，在基因科技的道德爭議中，最後必定會面臨到：基因科技的遺傳學干預如何能與教育學論證（強調後天環境的重要性）相區別開來的問題（Habermas, 2001:87）。這是最終的問題，因為一旦基因科技的遺傳學干預能被類比為父母對於子女的教育權的話，那麼在沒有基因決定論的前提下，積極優學生將只等同於父母為子女塑造優良的後天環境而已。一旦訴諸教育權的積極優生學不斷突破醫療性的消極優生學的界限，那麼優生學政策的自由化趨勢就無法可擋了。面這種挑戰，哈伯瑪斯貫徹後形上學的哲學做為一種治療性哲學的洞見，從基於對話倫理學的「醫療邏輯」中，找出復原與可同意性做為可許可的消極優生學的判準與道德界限。以使優生學政策不會被基於建構性哲學理念的教育學模式所誤導；並能使基因治療的法律管制問題，重歸以回復疾病之前的自然狀態為目的的醫療邏輯本身。

(一) 優生學能否與教育學相類比？

　　教育學論證是把基因科技的遺傳改造類比於父母基於期望對於子女所施加的教育措施。這種教育學論證的極端形式是一種後人文主義的自然主義。他們認為透過基因改造的優生學規則只是把過去在教育系統中教養人類、馴化其野蠻的權力，交到人類自己的手中。大家也都知道優生學的手段絕非開始於基因科技的應用。早在野蠻的階段，人類就已經懂得透過圖騰制度來阻止近親通婚，以免造成種族品種的低落。直到現在，如果誰不希望他的子女只是會打洞的老鼠，那麼他（她）在擇偶的時侯還是難免要攀龍附鳳一番。追求基因組合的最佳化似乎是人類亙古不變的追求，我們有何立場加以反對？何況如果並不存在基因決定論的話，那麼為何我們允許父母花費金錢讓子女去參加增高或減重的課程，但卻不允許父母花錢讓子女在胚胎階段就篩除某一些不期待的遺傳基因呢？如果父母有教育子女的基本權利，那麼為何這不能轉移成為對於優生學政策自由化的訴求呢？

　　哈伯瑪斯認為：因為不存在基因決定論，就把透過基因科技改造遺傳學特徵的優生學訴求，類比於父母對於子女所具有的教育權，這種推論是錯誤的。因為這涉及到，人在成長過程中對於社會的期待或父母的教育，有無說「不」的可能性的差別（Habermas, 2001:90,100）。這也就是說，人在出生前的遺傳學改造或在出生後受教育的過程中，能否始終保持他自己做為一個原則上可以行使同意權的討論參與者身分的問題。這種身分使他具有在對話中做為「你」這種第二人稱的對等人格身分，而不會被視為是在觀察者眼中做為「它」這種第三人稱的物格位置。

　　也就是說，雖然父母總難免會把他自己的期待從小（甚至從擇

偶開始）就加諸在子女的身上，但子女卻可以有青春期的反叛。他可以對父母說「不」，更可以使父母的期待落空。父母即使為之扼腕嘆息，但除了勸導使之接受之外，也莫可奈何。這是出於愛的父母教育權的極限。但在透過基因科技以進行遺傳特性改造的優生學中，父母對待子女的方式並不按照共識溝通的態度，以子女為可以說「不」的討論參與者；而是像他支配其他事物那樣，按自己的喜好去決定自己子女的成長（Habermas, 2001:90）。這種依基因改造對子女採取支配對象物一般的第三人稱觀點，與父母依第二人稱的參與者態度對子女有施加教育的權利，是不能類比的。

再者，如果一個人是依某種期待而被生產出來的，那麼他對自己將不再能採取主觀體驗的態度。在成長的過程中，他不再能始終從自己所擁有的肉身（Leib）去體驗他的身體（Körper）。因為透過基因科技的介入，別人在觀察操作者態度中，視他為第三人稱之客觀對象的事實，先於他自己能視自己為「我」之主體的可能性。結果在他能體驗他自己的身體經驗之前，他早已經是別人可以加以操縱的一個外在事物了。這使得「吾有身」（Köperhaben）先於「我自然」（Leibsein）[10]。這種對自我體驗關係的倒轉，對於人的成長並非沒有重大的影響（Habermas, 2001:95）。因為在這種情況下，我始終必須視自己為主體，或在與自我或他人的對話中，必須能夠視自己為一個能說「不」的溝通參與者的觀點，就會在意識中時時被一個我不能

---

[10] 哈伯瑪斯在這裡把在德語中語意相近的「肉體」（Leib）與「身體」（Körper）做為兩個不同的概念區分開來。「肉體」（Leib）所要強調的是一種個人對自己的存在所具有的獨特專有的內在體驗，而「身體」（Körper）所要強調的則是從第三人稱的角度加以外在觀察的客觀經驗。我以「吾有身」來翻譯「具有身體」（Köperhaben），而以「我自然」來翻譯「做為肉體的存在」（Leibsein），因為我認為老子所言「百姓皆謂"我自然"」（老子:17）以及「吾所以有大患者,為"吾有身"」（老子:13）這兩句話，很能表達哈伯瑪斯在這裡所要表達的意思。

說「不」的第三者觀點插嘴打斷。一個人能對自己的命運負責，或者一個人必須對自己的命運負責，這必須基於個人的命運只能歸諸於他自身的抉擇，並且是他最後無法以「怨天尤人」為藉口來推卸責任才是可能的。但基因科技的遺傳干預卻會使人的天生自然被其他人為的目的所決定。在這個意義上，即使不存在基因決定論，但是如果這種從第三人稱的外在觀點來看待自身，是始終占據心頭而無法擺脫的，那麼我們就會不斷有「怨天尤人」的藉口。而這等於說他可以不必為自己的一生負起完全的責任。這對一個人的人格成長而言，不會是沒有不利影響的。

(二) 醫療做為一種對話

　　教育學論證不自覺地依傳統哲學的建構性理念，混淆了消極優生學所能許可的「醫療行動」（klinische Handlung）與積極優生學的「技術製造」（technische Herstellung）之間的重大差別（Habermas, 2001:88-89）。哈伯瑪斯認為基因醫學的管制應該回歸到醫療自身的行動邏輯中。這個看法使得哈伯斯能在後形上學哲學做為治療性哲學的理念中，把管制基因科技的醫療研究與應用的道德理據，與醫療行動本身的邏輯連貫起來。也就是說，一旦優生學的道德界限是在於人類遺傳基因的不可任意支配性之上（這使得人類自我理解為第一人稱的生活史的作者，與第二人稱的平等的討論參與者的可能性不會被瓦解）；那麼基因治療的合法界限的正面表述即是：任何基因治療或基因科技的遺傳學干預，除非是以恢復未出生的人類生命的自然成長狀態（Habermas, 2001:81）；或其採取的作為，可以合理地預期能取

得日後才出生的人類做為在原則上可以行使同意權的第二人稱的病人身分的同意，否則他的技術性介入就無法在道德上得到認可（Habermas, 2001:109）。在此「復原」與「可同意性」因而即是判斷基因治療的研究與應用，是否仍處於可許可的消極優生學範圍內的衡量尺度。

　　這種以疾病的復原與原則上可以取得病人的同意，做為規範醫療行動本身的合理性邏輯（或其實踐方式的正當性與合法性的基礎）。從而能為在技術形式上已經沒有明確區分的積極優生學與消極優生學，劃出一條明確的道德界限。並避免在根深蒂固的建構性哲學理念的影響下，誤以教育權的類比來支持優生學政策自由化的訴求。以能在超越過去討論「胚胎的道德地位」時必須涉及「胚胎否是人？」與「生命何時開始？」的理論陷阱之後，站在人類自我理解為自律與平等的道德存有者的可能性基礎上，為人類自然生命的不可任意支配性奠定其在道德尊嚴與基本法權上的理據。這些理論的優越性與洞見，無一不是基於哈伯瑪斯在「對話倫理學」中，把規範之普遍有效性放在溝通討論的共識形成之值得同意性的解釋之上。他把對話倫理學的理論洞見在規範醫療行動的合理性邏輯上重新加以詮釋，這反過來也使他在對話倫理學中，把規範證成的基礎放在違反現實的共識構成的理想性預期（因而一再被誤解為道德的烏托邦）之理論實義，透過對於基因醫學與生命倫理的應用倫理學討論而得到最好的說明。

本章結語

　　站在人類的重大抉擇之前，理論的詳細考查是必要的。哈伯瑪斯在他的演講中雖然令人激賞地，一方面以「醫療的邏輯」為優生學政策自由化的趨勢設定了道德的界限，另一面也以它證實了「對話倫理學」在生命醫學倫理學等領域中具有可應用性。但哈伯瑪斯似乎也把他的對話倫理學在這些應用倫理學討論中所產生出來的理論困難隱而不提了。在他的整個論證中，他把人類出生的自然成長性視為是人類自我理解為自律與平等的道德存有者的可能性條件。但以自然成長做為道德自由最後的理據，這是哈伯瑪斯的形式性的「普遍語用學」所能證成的嗎？承認人類自然天性的不能任意支配性，做為道德自由的最後基礎，是否已經突破了他自己的溝通行動理論的理論範圍了？因為保持人類天性的自然出生性做為基因倫理學的基本規範與胚胎之法律保障的基本權基礎，如何能被理解成為一項普遍的討論規則呢？他在什麼意義上涉及到理想的溝通情境呢？「醫療的邏輯」雖然能說明對話倫理學的可應用性。但是「對話倫理學」本身卻不能以醫療的邏輯來自我奠基。哈伯瑪斯在此，要不是得像優納斯那樣越出倫理學的範圍，而在存有論上承認以一無知的自由做為道德自由的先驗基礎（Jonas, 1985:187f）；否則就是得像阿培爾一樣超出義務倫理學的侷限，而以創造與保全理想溝通社群的可能性條件做為責任倫理學的長期道德策略（Apel, 1973:431）。這些問題共同涉及到對話倫理學是否必須進行責任倫理學轉化的理論爭議，其理論困難的澄清及其對於應用倫理學問題的解決具有何種意義等等，都還有待於進一步的探討。

第八章　儒家的實踐擴充論與生命
　　　　倫理學的包含問題

「生命倫理學」（Bioethics）探討關於「生命」（bio）的倫理學問題，就廣義而言，它包含了生命醫學倫理學、動物倫理學與生態（環境）倫理學等範圍。因為在生命倫理學中的「生命」一詞，顯然可以指涉到人類自己的生命，動物的生命以及其他生物（或整個自然生態）的生命等對象領域。從道德哲學的角度來看，生命倫理學就其本身而言，似乎一開始就是一個自我矛盾的研究領域。因為道德問題通常是針對具有自由與理性能力的人類而言的，而自由與理性的能力卻正是人與物（動物或有生物與無生物）之間的區別特 。可見，若我們要有意義地討論生命倫理學的問題，那麼就得先回答：在什麼意義下，除了具有自由與理性行動能力的人類之外，那些尚無或已無自由與理性能力的人類（如同在幹細胞實驗或安樂死等醫學倫理爭議中所討論到的胚胎或植物人）、動物與生物，也能被包含到我們的道德社群中，而做為擁有道德權利的主體或我們對之負有道德義務的對象。這個問題即本章所稱的生命倫理學的「包含問題」（Inklusionsfrage, Problems of inclusion）。（Werner, 2001）

在生命倫理學中，必須考慮到把一些實際上並不具備人類特性的人類個體、動物與自然生態，包含到道德討論的社群中，以承認他們與我們一樣，都是具有道德權利的主體。這從傳統規範倫理學的角度來看，反而是道德應用領域的擴大。它把道德社群的認同從人類自身擴充到動物與整個自然。這種擴大包含的要求，有時明顯違背現代人的道德直覺。因為在現代的道德觀中，我們基本上肯定在人類的道德社群中，每一個成員都應當被平等地尊重，其道德尊嚴不容侵犯。因而如果把非人類的生物也包含到我們的道德社群中，那馬上就會陷入理性的自我矛盾。亦即我們既得賦予被生命倫理學包含在道德社群中的非人類生命與人類具有平等的地位，但卻又不得不承認差別對待的正當性。我們既要保護動物與植物，卻又要殺而烹之、採而

食之？而為了尊重細菌的生存權利，難道我們可以坐視親愛的家人遭受疾病的折磨而直到死亡？這種維護人類生存利益的「物種主義」（speciesism）[1]，使得生命倫理學對於道德社群的擴大包含問題難以自圓其說，並不斷遭到基於理性一致性的常識見解的批判與質疑。

在生命倫理學的包含問題中，我們既得解釋道德擴充的可能性，但又得說明差別對待的正當性。面對生命倫理學這個最基本、同時也是最難說明的問題，我將利用有限的篇幅，先提出當代歐陸「對話倫理學」的解決方案；然後再依其問題意識，凸顯出儒家基於「道德差等主義」的「實踐擴充論」，正是當前在闡明生命倫理學的包含問題時，一個重要的理論參考架構。

在規範倫理學的義務論與效益論的理論架構中，對於生命倫理學的包含問題都有說明上的困難。嚴格主義的義務論所容許的道德社群包含範圍，對於生命倫理學而言太過狹窄。像是康德即否認我們對於非人類的生物具有道德義務，我們不能對動物施加不必要的殘忍，只是為了避免因而養成殘酷的習性而已。（Kant, 1968b: 443）就此而言，所有非人類的生物都不能被包含在道德的社群中。消極的效益主義所容許的道德社群的包含範圍，其加入的資格則太過鬆泛，以致於會把原先應被包含在道德社群中的成員排擠出去。如辛格（Peter Singer）根據邊沁的觀點，把所有能感受痛苦的動物都納入道德社群的範圍。這樣雖然擴充了道德社群的範圍，但卻得付出排擠人類尊嚴的代價。（Singer, 1979: 49-53）正如辛格為了動物解放而賦予動物享有道德上的權利，但卻同時使他必須理性一致地許可墮胎與安樂死。

---

[1] 辛格（Peter Singer）即定義「物種主義」為：「當面對自己所屬物種的成員之利益與其他物種成員之利益相衝突時，會把自己物種成員的利益視為比較重要者，我即稱之為物種主義者」。參見：Singer, 1979:51。

結果胚胎與植物人只因爲不會感受到痛苦，就被判定失去人格的尊嚴。

傳統上，限制在人類範圍內討論道德問題的義務論與效益論，在面對當代醫學進步所產生出來的生命醫學倫理學問題時，首度碰觸到他們對於解釋生命倫理學之包含問題的理論限制。因爲不論我們接受義務論以自由與理性的行爲選擇能力，或接受效益論以感受痛苦的能力，來界定參與道德社群的資格，我們都發現在生命醫學的極端情境中，存在著界限模糊的問題。就一個大腦嚴重受損的新生兒或植物人而言，他的理性與自由的能力、或感受痛苦的能力，在事實上都比高等動物（如黑猩猩）爲低。即使如此，我們大都不認爲可以任意處置活在這種狀態下的人類，但卻不會完全反對動物實驗或圈養動物做爲食物。

在這種界限情境中，我們把大腦嚴重受損的新生兒或植物人包含在我們的道德社群中，卻把具有部分自由與理性行動能力的高等動物或完全能感受痛苦的低等動物排除出去。可見，我們對於道德社群的包含問題，在直觀中並不是主要以他是否實際具有自由與理性的能力或感受痛苦的能力爲標準，而是以他是否具有能成爲「人類」的潛能來界定。這種單就人類物種的生物學基礎，來定義道德社群的包含範圍，顯然與物種連續性這種生物學的事實相違背。就此而言，生命倫理學的人類學中心主義做爲一種根深蒂固的「物種主義」，除非另有其他根源性的道德考量基礎，否則這種以基因爲基礎的生物學人類中心主義，基本上就像辛格所見，是來自於僅以人類利益爲中心的道德偏見。它的行動目的將只是爲了種族繁延存續的基因自私。

相對於生命倫理學的人類中心主義被解釋成基於人類利益中心或生物基因自私的排他性物種主義，挪威的對話倫理學家許貝克（Gunnar Skirbekk）則提出「第二序潛能」（Potentialität zweiter

Stufe）的觀點，來說明在生命倫理學的包含問題中，人類學中心與非人類學中心的觀點並不互相排斥的可能性。（Skirbekk, 1995: 425）透過許貝克的觀點，我們可以提出一種「倫理學的差等主義」[2]，以論證所謂生命倫理學的人類學中心只是一種「論證社群的人類學中心主義」[3]。這種類型的人類學中心主義不必以人類物種主義為限，而可以把非人類的生物平等地包含在我們的道德社群之中，但又在道德上允許我們可以差別對待在這個道德社群中的成員。

　　許貝克所謂的第二序潛能，是就具有成為人類的潛能來看待道德社群成員的身分。亦即他從第一序對於「個人真實潛能」（reale Potentialitäte eines Individuums）的觀察，轉向第二序對於「類潛能」（Potentialitäte einer Gattung）的觀察。（Skirbekk, 1995: 426）類（如人類）潛能的觀察是一種在理念上的區分。人有時侯在實際上尚不具有人的特性（胚胎），有時則連成為人的潛能都沒有了（陷入不可逆的昏迷狀態），但這樣的人類存在狀態之所以仍與有部分自由與理性能力的高等動物、或與完全能感受痛苦的低等動物，在道德地位上有原則性的差別，惟一合理的理由在於前者屬於人類的理念，而後

---

[2] Skirbekk自己的用語是"ethischer Gradualismus"直譯為「倫理學的程度主義」，但程度主義易生誤解，好像道德社群中的成員可以有道德地位上的階級差異一樣。Skirbekk的意思其實是要說，我們雖然對道德社群中的所有成員一樣地尊重，但不妨礙有時我們對之可以有不同輕重程度的對待關係。這依中國傳統儒墨之爭的觀點，即「兼愛」有無「等差」的問題，所以我建議把"ethischer Gradualismus"譯為「道德等差主義」，以能比作者原來的用詞更能表達作者的意思。

[3] Skirbekk為了與被依「物種主義」而詮釋的「基因的人類學中心主義」（genetischer Anthropozentrismus）有所區別，因而稱自己的立場是「社會的人類學中心主義」（Sozialer Anthropozentrismus, 1995: 426），以強調有關道德問題的討論都是在社群的人際互動領域內進行的。因而道德主體的認定應放在第二序的「類潛能」理念中來討論。可見，就Skirbekk的原意，他是更像對話倫理學的創始者Karl-Otto Apel一樣，要從溝通社群的先天性來討論道德奠基的問題。我因而建議把這種觀點稱為「論證社群的人類學中心主義」，以用「社群」（Gemeinschaft）這個適用比較廣的用詞，來取代「社會」（Sozial）這個通常只適用於在現實中存在之人群的概念。

者無論在生物連續性的基礎上與人類的基因結構如何地相似，卻都不能屬於人類的理念。人格因而是一種道德理念，這僅在反思的層次上存在，而不能透過任何現實上的生物學特性來加以界定。由此可見，生命倫理學的人類中心主義，首先是在道德論證的反思層次中才呈現出來的。在道德論證的社群中，惟有在理念上可以歸屬於人類的成員才被包含進來。

　　理念世界的存在除非預設形上學的雙重世界觀，否則它仍必須內在於歷史具體的世界中。許貝克因而建議在生命倫理學的包含問題中，把成員的身分區分成「道德行動者」（moral agents）與「道德主體」（moral subjects）這兩個不同的層次來討論（前者是涉及道德實踐的行動理論概念，而後者則與存有論的觀點有關）。在我看來，這其實是回到康德分別從「智思世界」與「感性世界」的雙重觀點，來看待人在道德討論中的雙重身分的問題。從感性存在者的觀點來看人，人是有利益需求的存在者。每一個人的需求都需被尊重，因而我們才在道德討論中尋求可以普遍化的利益，以做為每一個人都應遵循的道德行為法則。但要從事普遍化的檢驗，則勢必需要預設一個智思王國，以理想化地包含所有具理性與自由的存有者為其成員，以能為可普遍化的道德規範進行理性的奠基。可見，在智思王國的道德社群中，它所包含的道德行動者所需具有的自由與理性，並非是指個別個人實然的生物學特性，而是指其能被賦予具有人之為人所需的理念。

　　一個能進行道德討論的道德行動者，仍是一個具感性生命的存有者。因而就道德主體的身分而言，我們就不必一定要以自由與理性為標準，而是凡具有利益攸關的存有者即已算是道德的主體。就我們正常的成年人而言，具有「道德主體」的身分與具有「道德行動者」的能力恰好是一致的。但即使就正常的人類而言，當他處於兒童的階段時，他也是只具道德主體的身分，而還不具有道德行動者的能力。

兒童的權利因而可以由具行爲能力的父母代理或代言。就此而言，對於那些不具自由與理性能力或不能感受痛苦的植物人或胚胎、對於動物或其他生物，只要他們本身具有利害攸關的利益要求，就可以被包含到做爲道德主體的道德社群範圍內。他們的權利可以由做爲道德行動者的我們加以代言。就此而言，在道德行動者的道德社群包含範圍內，生命倫理學仍是人類學中心的。但這種「論證社群的人類學中心主義，卻恰好是要求人類需負起更大的責任，而非是自限於基因物種主義之自私的自我中心主義。

另一方面，就道德主體的身分來看，則道德社群的包含範圍，很可以隨著我們對於人類或非人類的存有者的利益理解與感受，而不斷地擴充。這個領域根本毋須有人類學中心的限制，它可以包含痛苦中心主義與生命中心主義等非人類學中心的考慮。這種觀點不但不必付出減損人類尊嚴的代價，而是如前所述，在要求人類負起更大的道德責任 中，更進一步提升人類的人格尊嚴（如同《中庸》所說：「可以贊天地之化育，則可以與天地參矣」）。對於道德主體的包含範圍我們是依他們對於利益攸關的理解與感受而界定的。我們誠然不能明確地知道非人類生物的眞實利益何在，但可以明確地知道的是：非人類的生物對其自身的利益，有些能夠加以「主觀表達」，而有些卻只是「客觀具有」這樣的差別。能主觀表達其利益的生物是「能對某些事物進行利害關切的道德主體」（a moral subject as having interested in something）；而只是客觀具有利益的生物則是「在某些事物上有其利益的道德主體」（a moral subject as having an interest in something）。（Skirbekk, 1995: 432）前者對其利益更能加以表達，因而其權利必須更被我們尊重；而後者的利益認定既只是經由我們的解釋而賦予的，因而其權利是可以比較視爲次要考量的。

在道德社群的包含範圍內，我們對於道德主體的權利可以採取

尊重或做較次要考量的差別對待，這並非因為他們做為道德成員的資格與地位有別，而是因為我們對於他們自身利益的理解或感受可能有錯。愈尊重能主觀表達自己利益的生物，我們對待他們的應然行動在實踐上就愈不會產生錯誤；但對於愈依靠我們解釋他們客觀具有的利益何在的生物，我們對待他們的應然行動在實踐上就愈可能會產生錯誤。在道德社群中，每一成員的利益都應當為其自身之故而被尊重，但在道德社群中我們之所以必須進行實踐討論，就是因為在道德社群中的每一個成員，其個別利益之所在都可能會互相衝突。對其中任一個成員的權利的更大尊重，即意味著對其他成員的權利的可能侵害。因而在要求平等地包含所有的道德主體中，我們仍能允許對他們採取差別對待，這即是要求儘量避免我們在為他人代言中所虛擬提出的權利主張，傷害到其他成員所應擁有的真實道德權利。（Werner, 2001:268f.）可見，對於我們愈能理解或感受其利益攸關所在的存在物，其權利我們愈應尊重。因為惟有這樣我們在實踐上，才愈不會侵犯到真實存在的道德主體所主張的真實權利。並且不致於為了假設性的利益，或為了我們在解釋他人或其他生物的利益時難免都會偷渡進去的自我利益，而犧牲了現實上真實地具有權利主張者的利益。

就對話倫理學而言，在實踐討論中所必須預設的理想言談情境，與康德在智思世界中的目的王國一樣，都是一種在規範奠基活動中的理想化預設。被包含在道德行動者的道德社群中的人，並不是具體個別的人，而是指存在於反思領域中的一般人類理念。在此只要具有能被歸屬於人類理念的潛能，而不論他在現實上是否具成為人類的潛能，即能被包含在道德的社群中。換言之，許貝克所稱的第二序潛能，即意指必須從社群的觀點，而非從個人的觀點來看待道德行動者的包含問題。在這個反思的領域中，並非有任何具體的個人置身於其中，而只是存在一種對於人之為人的道德觀點。至於在這個領域，其

做為道德主體的身分在生物性的存有論上究竟是處在胚胎、植物人或正常的成人階段，這對其包含問題並不構成考慮上的差別。亦即當我們以道德行動者的身分在道德討論的社群中發言時，我做為一個道德行動者，我所代言的個別道德主體是否現實上已經具有（或潛在具有）自由或理性的能力，這個問題並不必被考慮在內。可見，在生命倫理學的「論證社群的人類學中心主義」中，並不必然有「物種主義」偏見的問題；而是顯示生命倫理學的問題，基本上並不只是個人道德選擇的問題，而是與我們對於人類理念的理解有關的「群類倫理學」（Gattungsethik）問題。

孔子曾說：「鳥獸不可與同群，吾非斯人之徒與而誰與？」《論語・微子》這好像說孔子的認同只是基於物種主義的人類學中心主義。但事實上，當孔子對於弟子問仁，答曰：「愛人」；或孟子說：「人皆有不忍人之心[...]惻隱之心，仁之端也」的時候，他們都是以仁心做道德實踐的根據，而以愛人或不忍人之心做為行動實踐的出發點。就像孟子進一步所說的：「凡有四端於我者，皆知擴而充之矣，若火之始然，泉之始達。苟能充之，足以保四海；苟不充之，不足以事父母。」《孟子・公孫丑上》可見，儒家並非將道德的包含範圍僅限於人類，而是以愛人或不忍人之心做為道德實踐之可能性的出發點，而去擴大包含道德社群的範圍。這種儒家的實踐擴充論，牟宗三先生曾在《中國哲學的特質》（1984）一書中，給予一個很好的說明，他說：

我們可以這樣正面地描述「仁」，說：「仁以感通為性，以潤物為用」。感通是生命（精神方面的）的層層擴大，而且擴大的過程沒有止境，所以感通必以與宇宙萬物為一體為終極，也就是說，以「與天地合德、與日月合明、與四時合序、與鬼神合吉凶」為極點。

潤物是在感通的過程中予人以 暖，並且能夠引發他人的生命。這樣的潤澤作用，正好比甘霖對於草本的潤澤。仁的作用既然如此深遠廣大，我們不妨說仁代表真實的生命。（1984:36）

儒家的實踐擴充論必然要求超越物種主義的人類學中心限制，但這並不表示儒家反過來必得訴諸於以生命神聖論為基礎的生命中心主義。牟宗三先生解釋說：「易乾文言說『大人者與天地合德、與日月合明、與四時合序、與鬼神合吉凶』。可知要成為『大人』，必要與天地合德，那就是說，個人生命應與宇宙生命取得本質上的融合無間[…]大人與天地合德，就是要與天地同有創生不已的本質」（1984:34-35），這時天人合一的可能性始終是建立在層層擴大的過程中，而不是不經實踐努力就能預設對其他生物的生命意義具有完全的理解與感受的生命中心主義。[4] 在儒家的道德擴充論中的道德差等主義，界定了儒家生命倫理學與生命中心主義的不同。因為仁心遍潤的擴充過程，正如孟子所說：「君子之於物也，愛之而弗仁；於民也，仁之而弗親。親親而仁民，仁民而愛物。」《孟子·盡心上》在此，「愛之而弗仁」與「仁之而弗親」說明了在「親親」、「仁民」與「愛物」之間具有差等性，這種差等性使得道德社群的包含，逐步地從人類自身的群類認同，擴展到其他所有具有生命的萬物之上。而不是在一開始就抽象地普遍肯定所有的生命都具有相等道德地位，以致於在實踐上根本就窒礙難行。

儒家的實踐擴充論包含道德差等主義，因而有親親、仁民而愛

---

[4] 這正如《中庸》所說的：「唯天下至誠，為能盡其性；能盡其性，則能盡人之性；能盡人之性，則能盡物之性；能盡物之性，則可以贊天地之化育；可以贊天地之化育，則可以與天地參矣。」

物的實踐次第。這種「盈科而後進」的實踐擴充論，在過去就「親親」的部分，經常被理解為「偏私主義」的家族－血緣倫理的殘遺；而從「仁民」到「愛物」這種天地與我合一，萬物與我為一體的觀點，也經常被理解為犯了形上學神人同形同性論的謬誤推理。從孔子宣稱正直是「父為子隱、子為父隱」，以及孟子贊同「舜負瞽叟而逃」的論斷；或在漢儒素樸的宇宙論影響下的天人感應論解釋，上述的批評都並非是無的放矢。只不過這些批評者未曾深入理解，儒家的實踐擴充論在道德偏私與形上學類比的謬誤推理上所犯的錯誤與缺點，卻同時正是他能超越人類學中心與非人類學中心的對立，而為生命倫理學的包含問題提供恰當理解模式的優點所在。儒家的實踐擴充論所產生的道德偏私與形上學類比的謬誤推理問題，並非是儒學必然具有的理論本質，而是在其歷史發展中的偶然限制。在儒學發展背景中的宗法制度與素樸宇宙論的觀點，限制了儒家實踐擴充論的道德差等主義，被往道德偏私與形上學類推的方向上發展。但當我們把儒家基於道德差等主義的實踐擴充論，放在當前生命倫理學的討論中，我們卻可以看到儒家可以超越義務論與效益論的對立，而為生命倫理學提供一個恰當模式的巨大理論潛力。這當然是處於當代應用倫理學的挑戰中，新儒家能夠提出回應，並重新澄清儒家核心意義所在的地方。

儒家的道德實踐擴充論要求最終在「大人者與天地合其德」中，達到「個人生命與宇宙生命取得本質上的融合無間」。這種觀點正可以借鏡當代「道德發展理論」（Theory of moral development）強調在道德發展的最高序階中，必須能為道德實踐奠定最終的基礎，而這正是一種合天人為一的無限統整過程；以及當代思考打破西方心物二元論以重建自然目的論的「存有論倫理學」，來加以合理地說

明。[5]並由此證成儒家在道德擴充論中的生命終極關懷，具有超越正義觀點的道德正當性。儒家基於仁心的不容自己，對於正義原則與人類學中心的突破，這從當代除魅化的理性觀點來看，的確具有偏私傾向與形上類比的傾向，但在這些「缺點」的背後，卻更深刻地是因為儒家在基於正義的平等與普遍化觀點之外，進一步強調在應用實踐中，對於規範之可應用性的責任考量。由責任的關懷所承載的正義判斷，才是「智及之，仁不能守之，雖得之必失之」的儒家倫理學最終奠基。

　　儒家以仁義為基礎的人格倫理學的充分展現，以及在西方道德發展理論中，關於正義與關懷的理論結合問題，都需要以道德發展理論的責任倫理學奠基為基礎。然而這正是當前德國哲學家阿佩爾與哈伯瑪斯在對話倫理學的應用討論中所逐步發展出來的議題。對話倫理學把倫理學的規範討論，劃分成在進行奠基討論中的「理想溝通社群」預設，與在應用討論中的「實在溝通社群」預設，以透過這種溝通社群的雙重先天性，轉化康德割離理性與感性的形上學兩重世界觀。這種轉化再進一步透過許貝克所建議的道德主體與道德行動者的區分，就可以合理地解釋在生命倫理學中的道德包含問題。儒家的道德擴充論與生命倫理學的包含問題，因而都可以在對話倫理學的討論中，找到進一步說明的理論基礎，因而這個問題值得我們加以注意。

---

[5]　我在本書第九章即嘗試從Kohlberg的道德發展理論與Jonas的存有論倫理學出發，去說明宗教的超越意識與形上學理論，對於生命倫理學議題所可能具有的實踐意義。

第九章　生命的終極關懷能否超越正義的觀點？

——試論宗教與形上學思考在生命倫理學爭議中的實踐意義

　　現代意義的民主法治國家脫胎於理性化的除魅過程。在道德與法律的領域中，為了透過理性的討論以制定公民能夠共同遵守的規範，我們要求依程序性的正義原則來證成規範的正當性。宗教對於生命的終極關懷做為在特定形上學世界觀支持下的個別價值立場，則相對地被視為是侷限於個人之私有化的善。在正義的討論中必須維持宗教的價值觀與世界觀中立，這透過政教分離的歷史經驗，被視為是當代民主法治社會的基本共識。在當前所面對的生命倫理學爭議中，我們因而也要求能夠援用政治自由主義的正義原則做為標準。因為，一旦我們要保持理性討論的可能性，那麼最好依政治自由主義的憲法寬容原則，把宗教對於生命的終極關懷保留在生命倫理學的討論之外，以免有爭議的問題因為不同的宗教觀或形上學世界觀對於生命意義界定的歧異，而無法得到解決。[1]俗世化的正義觀點反對任何的宗教神聖性觀點，因為做為能體現自由與平等之正義原則的憲法基本權利保障，即已經是現代民主社會的基本信仰。宗教對於生命的終極關懷不應超越正義原則的要求，這無疑是當代倫理學與政治學能具有專屬領域的一項基本預設。

　　在當前生命倫理學的討論中，我們經常援用政治自由主義的觀點，但卻未察覺到這存在著一個未經批判的理論盲點。生命倫理學的議題與其他在政治社會領域中的道德議題，事實上存在著原則上的差

---

[1]　筆者在本書第七章曾援用哈伯瑪斯（Jürgen Habermas）在其《人類天性的未來－走上自由化的優生學的道路？》一書的觀點，說明當前針對基因醫療的諸多道德爭議，一旦有特定的宗教觀或形上學世界觀介入，則關於生命醫學倫理學的爭議將會因為多元價值觀、世界觀的歧異，而產生無法解決的難題。但正如哈伯瑪斯也嘗試要為「自由化」的優生學設立一個「道德的界限」一樣，在廣義的生命倫理學討論中，為了嘗試為人類與自然生命的永續存在建立一個技術或利益考量所不能踰越的界限，我們也無法不面對以生命終極關懷的觀點超越政治自由主義之正義觀點的問題。而正義的觀點與生命的終極關懷之間的分際，正是本章要進一步釐清的問題。

異。政治－社會的倫理學議題，是因應利益或權利衝突的解決而發生的，然而生命倫理學的道德議題在本質上卻是關係到生命（包括人、動物與生態環境）存在之終極意義的問題。[2]針對利益或權利衝突的道德問題，正義原則是規範之正當性的最高判準。因為它超越了價值認知的相對性，而確立了人格平等的尊嚴。但是生命倫理學的議題，卻超越了維持人際對等性的正義原則之應用範圍，而走向了人對自己在宇宙中的定位之宗教性問題。在生命倫理學中，如果談得上有所謂我們與未來世代的「跨代正義」、與動物之間的「物種正義」、或與自然生態之間的「環境正義」，那麼這都必須立基在我們對於生命一體感的認同與對於道德社群的擴大包含之上。[3]一旦生命倫理學涉及到生命意義之終極關懷的問題，那麼我們又似乎需要超越自由主義的正義原則，以再度在民主的公開討論中涉足懸置已久宗教思考領域。而這也就是說，生命倫理學的爭議迫使我們必須重新反省宗教與形上學的思考在當代社會是否具有新的實踐意義。

在一般的道德問題上，我們同意宗教對於生命的終極關懷不能也不應超越政治自由主義的正義觀點。但是特別在生命倫理學的根本問題上，卻必須在正義的觀點之外尋求宗教性的生命終極關懷的觀

---

[2]　在英語世界的討論中，對於「生命倫理學」（Bioethics）大都採取狹義的界定。也就是說他們大都把「生命倫理學」等同於「生命醫學倫理學」（Biomedical Ethics）的議題領域。但在德語世界的討論中，則習慣採取廣義的用法。（Siep, 1998: 19ff.）因為「生命－倫理學」（bio-ethics）即然是討論關於「生命」（bio）的倫理學，因而從「生命」一詞可以指涉人類的生命、動物的生命與自然的生命來看，生命倫理學當然得涵蓋人與人類自己的生命、人與動物的生命以及人與自然的生命之間的道德關係的討論。生命倫理學的廣義用法因而包含了「生命醫學倫理學」、「動物倫理學」與「生態倫理學」這三個領域。本章對生命倫理學一詞同樣採取廣義的用法。

[3]　在當前德國應用倫理學的討論脈絡中，即以擴大道德社群的「包容問題」（Inklusionsfrage），來重新詮釋在廣義的生命倫理學中的「人類中心」或「非人類中心」的爭議。請參見本書第八章的討論。

點，以做為對生命之最終意義的理解與詮釋的基礎。返歸啟蒙之前的前現代觀點是堅持民主理念的公民所無法接受的，但是超越政治自由主義的正義觀點，探問生命的終極意義，卻又是在生命倫理學的討論中所無法不面對的。我們因而必須探討「生命的終極關懷能否超越正義觀點？」的難題。我們在一方面必須維持正義原則在民主法治社會中所擁有的道德自主性，以免宗教的特定世界觀介入世俗國家的領域，而產生神律的道德；但在另一方面，我們也得從宗教對於生命意義的終極關懷，找出我們能擴大認同全人類的未來、動物與自然環境的形上學世界觀，以為生命倫理學的道德義務奠定基礎。在此我們需要說明的是正義原則的道德界限問題，以及一個超越正義觀點的宗教性思考，除了它本身的終極關懷外，是否仍能具有回答正義原則所不能解決的道德難題之倫理學功能。

「生命的終極關懷能否超越正義觀點？」這個問題逼顯出道德與宗教之間的劃界與互補的問題。本章因而嘗試從道德發展的最高序階與生命倫理的宗教起點這個分界點，來切入超越正義原則的宗教－形上學終極關懷對於當代實踐議題的解決，是否仍具有倫理學的功能或新的實踐意義的問題。透過這個提問方式，本章將首先引介道德發展心理學家柯爾柏格關於道德發展最高序階（序階七）的討論。以先確立超越正義原則的生命終極關懷，所能發揮的倫理學功能何在；其次，我要透過「生命從何時開始？」與「生命到何時結束？」這些生死學的議題，來說明生命的終極關懷在生命倫理學的討論中，為何已經成為在現代社會中的真實道德問題；最後，我將透過德國哲學家漢斯‧優納斯的觀點，來說明即使就權利與利益衝突的解決而言，生命的終極關懷並不能取代正義的觀點，但它對於生命倫理學問題的解決

卻仍然具有關鍵性的地位。透過這些理論澄清的工作[4]，本章將試圖主張，生命的終極關懷雖然在權利與利益衝突的解決上不能取代正義原則的地位。但當我們使用現代科技以操控人類與自然，以致可能產生不可預測的負面附帶效應時，生命的終極關懷將可以使我們不受限於眼前的價值觀，而為我們必須對人類與自然的永續存在採取預防與保護行動的道德義務，提供最終的倫理學奠基。

---

[4] 本章引介Kohlberg的道德發展心理學與Jonas的存有論倫理學，並非為了專題討論這兩位哲學家的理論，而是想借助他們兩人所發展的理論概念，做為澄清生命倫理學之議題性質與討論領域的依據。本章因而放棄對於這兩位學者之間的理論差異，以及其各自的理論在當代實踐哲學的脈絡中所引發的相關討論。

一、柯爾柏格論道德發展的界限與生命終極關懷的宗教性起點

　　在當代的教育哲學中，柯爾柏格對於道德發展心理學所做的哲學證成，產生了重大的影響。他跳脫心理學的謬誤推理，把人類的道德發展從心理分析的人格理論與行為主義的社會學習理論中獨立出來。道德判斷不再被視為只是心理的自然成熟或在社會化過程中把外在規範加以內化的制約結果；而是基於人類認知結構的先行發展，然後再透過行為者能以「角色認取」（role-taking）的方式，在他所處身的社會環境中與他人進行互動，而在面對道德決定的兩難情境時，能以「同化」（assimilation）與「調適」（accommodation）的方式來不斷地重構他自己既有的道德判斷原則的過程。道德因而不是他律的結果，而是自律、自主的實踐與判斷。這個理論使得柯爾柏格得以說明，從蘇格拉底以來的哲學傳統，即哲學在本質做為一種教育性的實踐活動，它不是依靠意識形態的灌輸與浪漫主義式的自由放任，而是一種對於人類普遍共有的道德判斷能力的自我啟發　（Kohlberg, 1981:55-57／68-70）[5]。柯爾柏格成功地說明了康德的自律理念與羅爾斯的正義原則，做為普遍而客觀的道德判斷原則在心理學發展中的可能性。以致於我們得以把哲學的理念，在發展心理學的經驗表達中，落實為具體可行的教育指導方針。他提出道德發展的「三層次、六序階」之說，已成為當代教育哲學最具貢獻的理論之一。但與本章

---

[5]　本章在註明柯爾柏格的《道德發展的哲學》（The Philosophy of moral development）時，除先引用英文原本的頁數之外，在斜線之後則註明中譯本的頁數，以方便讀者查考。筆者雖然從中譯本的專有名詞翻譯獲益甚多，但為忠實於自己的理解，在本章引文中的中譯則多係筆者自行翻譯。

相關的卻是他對於道德發展第七序階這個尚未有定論的重要反省。**6**

柯爾柏格在《道德發展的哲學》（1981）一書中，提出關於〈道德發展、宗教思考、與第七序階的問題〉，並指出：

在〔道德發展的〕第六序階，普遍的倫理學原則並不能直接被人類社會秩序的現實所證成。這樣的「道德性」因而獨特地要求一種宗教導向的最終階段，並促動人們朝向它而發展。我們知道，我以前把這種為普遍的道德原則所要求的宗教導向稱為「序階七」。這個用語是隱喻性的，因為它預設由道德的序階六所產生出來的衝突與問題。它相當於福勒（Fowler）所稱的信仰第六序階，或我們所稱的宗教推理的第六序階。這個宗教導向基本上並不改變在道德的第六序階所發現的普遍的人類正義原則的定義，而是把這些原則與對於生命的終極意義之觀點整合起來。「序階七」（stage 7）的部分概念係來自於艾力克森（Erikson）對於在生命週期中的最終階段的討論。在這個階段中我們尋求整合但也終究會遭遇到絕望。即使我們能省察到我們在成年早期所獲得的普遍的正義原則，但還是不能排除會有絕望的可能性；的確，它會讓我們更感到要在這個世界中找到正義的困難。即使我們已能清楚地覺察到普遍的倫理學原則，而能有效地對抗一般懷疑論的質疑，但是卻還會有一個懷疑論的質疑會被最大聲地吶喊出來，亦即「為何要行道德？」「為何在一個大部分都不正義的宇宙中

6　在哈伯瑪斯根據他的理論提出「普遍的語言倫理學」（universale Sprachethik）做為道德發展的更高階段之批評後（Habermas, 1984b: 84），柯爾柏格在1979年即與Clark Power一起進行了更高序階的道德發展理論的研究，而提出他自己對於道德第七序階的看法（Kohlberg, 1981: 311-372），此後並在1983年提出他對哈伯瑪斯的回應（1984: 217-224, 375-386）。但隨著柯爾柏格在1987年逝世後，哈伯瑪斯（1983）與阿佩爾（1988）對於道德第七序階所提出的批評，柯爾柏格不再能給予回應。這個問題因而直到目前為止都仍在持續的討論中，而尚未有定論。

我們還要行事正義？」在這個層次上，對於「爲何要行道德？」的回答，包含了「爲何要活著？」的問題，以及相平行的「如何面對死亡？」的問題等等。因而最終的道德成熟要求能對生命意義的問題提出成熟的解決。我們因而爭論說，這本身幾乎不是道德的問題，而是存有論與宗教的問題。不僅這問題不是道德的問題，它甚至不是單純在邏輯與理性的基礎上可以被解決的問題。雖然如此，我們仍然使用「序階七」這個隱喻性概念，以爲這些問題之有意義地解決提供一些建議，以能與理性的普遍倫理學相容。所有這些解決的特性，是它們都涉及一種對於各種非二元論主義的冥思體驗。這種體驗的邏輯雖然有時侯表現在與上帝一體的有神論用語中，但這不一定要這樣。它的本質是感受到成爲生命整體之一部分，因而採取了一種相對於普遍的、人文主義的序階六的宇宙論觀點。（Kohlberg, 1981: 344-345 / 411-413）

　　在柯爾柏格的道德發展心理學中，道德發展的最高階段是普遍的原則倫理學階段，代表這個階段的倫理學立場即是康德的自律倫理學與羅爾斯的正義理論。但從以上的引文中可以看出，柯爾柏格在他自己中、後期的理論發展中，卻明確地主張依自律理念而奠基的正義原則，並不代表道德發展的最高階段。道德發展的最高階段是宗教性的。在他所稱的「序階七」中，我們必須面對正義原則所無法解決的「受苦、不正義與死亡」的存在性絕望，並嘗試把「普遍的正義原則」與「生命意義的終極關懷」的問題整合在一起。生命的意義本身，並不是道德或理性所能回答的問題，這需要超越的形上學－宇宙論猜測。但是柯爾柏格卻仍試圖在我們走向宗教的冥想體驗之前，設想一個能與理性的普遍道德相容的宗教導向，以做爲超越正義觀點，但又使整個道德實踐活動最後能獲得意義的依據。換言之，柯爾柏格

試圖指出：在我們的道德意識中有一個超越道德進入宗教的獨特領域，它不僅使我們能爲道德進行「最終的奠基」，同時也說明了宗教對於生命意義的終極關懷，以及它們對於生命的一體性這種形上學－宇宙論思考，對於道德實踐所具有的意義。反過來說，思考道德的極限做爲建構其本體－宇宙論之出發點的宗教，也才是眞正具有獨立的意義，而不是最終可爲道德所取代的宗教。本章以下將先申論柯爾柏格對於道德意識的心理學發展與其基於正義原則的倫理學證成之間的關係，然後再依此去分析柯爾柏格爲何認爲在我們的道德發展中，必須有一個超越正義原則的宗教意識的發展。

(一) 道德發展的序階與正義原則

　　柯爾柏格的道德發展心理學一開始建基於皮亞傑（Jean Piaget）的認知發展理論之上。他主張道德判斷能力的發展與認知能力的發展具有在序階結構上的相平行關係（Kohlberg, 1984: 35f.）。隨著兒童透過感覺運動的方式認知週遭的環境開始，人類的認知能力透過他與世界愈來愈多的互動，逐步地從具體的操作向抽象運思的能力發展。那些在康德的知識論中被視爲是人類本有的知性的純粹概念（範疇），逐漸在兒童建構自己對於世界的掌握之中發展出來。對於皮亞傑來說，人類認知能力的發展是道德能力發展的基本條件。例如一個人如果不能發展出可逆性的邏輯能力（例如能從A=B推論出B=A），就無法認知最起碼的互惠式的公平觀點；而若不能區分心理的與物理

的區分，則亦不能在外在行爲及其道德動機之間做出區別。[7]既然道德判斷有認知能力的發展爲其基礎，柯爾柏格因而反對在後設倫理學中非認知主義者的情緒主義立場。他同時也反對在認知主義中的自然主義與直覺主義的立場[8]，因爲根據他的道德發展理論，道德判斷能力的發展是透過在生活中面對實踐的兩難情境，而在試圖找出更全面、更充分的解決時，對於原有的道德原則進行「結構性的重組」（structural reorganization）所逐步形成的，而不是從對於事物的自然性質的認識或單從人類道德直覺的能力所決定的（Kohlberg, 1981: 134／160）。

　　柯爾柏格因而稱他從皮亞傑的認知發展理論所得來的道德發展心理學，是一套關於「道德化的認知發展理論」（The cognitive-developmental theory of moralization）。但這個理論顯然有兩個有待解釋的問題：一方面我們即使承認道德能力的發展必須預設認知能力的先行發展，但認知能力的發展卻不能保障道德能力的同時俱進（因爲一個知識能力愈高的人，並非一定是道德上更高尚的人）；另一方面，在心理學上隨著年齡更爲成熟的更高序階的發展，也並不一定代表其道德上的觀點是更具普遍有效性的判斷（因爲一個人很可能年齡愈大而愈喪失其道德理想性）。相對的，人類認知能力的發展卻通常是與時俱進而不會退轉的。柯爾柏格因而一方面透過角色認取的作用，來區別道德判斷能力與認知能力的不同，並主張認知發展只是道德發展的必要條件而非充分條件。換言之，人類的道德判斷能力雖然

---

[7]　對於各個道德序階的發展所需預設的認知條件，可以參見Kohlberg, 1981: 147-168／174-199的詳細說明。

[8]　柯爾柏格對於後設倫理學所持的認知主義立場，是哈伯瑪斯發展對話倫理學的重要依據之一。哈伯瑪斯因而對柯爾柏格的這個立場大加闡釋。參見：Habermas, 1983:130ff. 以及林遠澤，2003: 415f。

預設了認知能力的發展，但是道德能力的發展卻必須透過角色認取的過程而爲之，而這是遠爲複雜的發展過程，因而其成熟需稍後於其平行階段的認知發展。此外，也由於角色認取是人我互動的過程，因而在面臨道德困境，透過同化與調適的方式來對我們的道德判斷原則進行結構性的重組，以求取平衡的解決過程中，我們提高了對於在正義概念中的公平原則的認識與運用的能力。道德化的認知發展理論因而有一個正義理論做爲其在後設倫理學上的基礎（Kohlberg, 1981: 136-147／162-174）。這使得序階的提升不僅是心理學發展之經驗實然的描述，同時也是基於倫理學之規範性的應然要求。

柯爾柏格早期的研究，試圖從正義概念的發展來界定道德發展的不同序階。他把皮亞傑對於兒童從自我中心的道德無律階段、過渡到他律階段與自律階段的過程，分成「成規前期」（Preconventional level）、「成規期」（Conventional level）與「成規後期」（Postconventional level）這三個不同的層次來觀察。並依懲罰性的公平、互惠式的公平、分配的公平，法律的平等、基本權利的平等與人格尊嚴的平等理念，而將道德發展區分成(1)懲罰與服從的序階，(2)個人的工具性目的與交易的序階，(3)相互的人際期待、關係與順應的序階，(4)社會體系與良心維持的序階，(5)基本權利與社會契約或效益的序階，(6)普遍的道德原則之序階等六個階段（Kohlberg, 1981: 409-412／459-464）。柯爾柏格認爲他的觀點證成了西方自蘇格拉底一直到羅爾斯的基本道德理念，亦即以正義做爲個人與國家的基本美德之看法。

在這六個序階中，道德的更高發展即意指行爲者對於道德原則能達到更高的「分化」（differentiation）與「統整」（integration）的能力（Kohlberg, 1981: 135／161）。道德判斷的能力愈分化，即指我們愈來愈能在實然與應然之間做出區分，而不會混淆兩者之間的界

限。這也就是說，我們愈來愈不會以相對性的工具價值來界定道德的內在價值。而所謂的統整，即指我們愈來愈能要求有效的規範必須能夠普遍地適用，而不能允許因例外所造成的不公平。可見，康德在其自律倫理學中對於定言令式的普遍化法則與目的自身原則的分析，已經被柯爾柏格重新詮釋成道德發展的最高階段。這種將倫理學的規範性要求透過發展心理學加以經驗表達的作法，使得哲學的理念得以落實成我們能為道德教育的最高目標與具體作法提供指引方針的基礎。

柯爾柏格的道德發展理論隨後遭到女性主義「關懷倫理學」（ethics of care）與「對話倫理學」（discourse ethics）的夾擊。柯爾柏格透過福勒（Fowler）與艾利克森（Erikson）的觀點來突圍。在關懷倫理學與對話倫理學的批判下，柯爾柏格承認義務論的判斷不能窮盡道德判斷的內容。我們在道德的判斷中不僅要問「我們應當怎麼做？」，也必須回答「什麼是人生的目的？」或「什麼是善的生活？」的問題。換言之，除了義務論的道德判斷之外，我們還有目的論判斷與價值判斷的問題。[9]這使得柯爾柏格把他之前的道德發展理論限縮為「正義推理的序階」（stages of justice reasoning），而不以正義判斷代表道德判斷的全部內容（Kohlberg, 1984: 4）。超越正義

---

[9] 在女性主義關懷倫理學（特別是由Carol Gilligan所提出的）的批判下，柯爾柏格修正了他自己的理論觀點。他指出，他過去在道德發展理論中只討論正義的判斷是不足的。因此之故，他先引用學者Frankena對於「義務判斷」（denotic judgement）、「德性判斷」（aretaic judgement）與「非道德價值的判斷」（judgement of nonmoral value）之間的區分，來呈顯他的道德發展理論只重視了義務的判斷（Kohlberg, 1981: 307f. / 371f.）。但這個區分似乎將非道德的價值也包括進道德的判斷中。後來柯爾柏格在他的《道德發展論文集》第二卷的《道德發展心理學》中，強調他過去只重視義務論的判斷，而未重視目的論的判斷，這則是一個較正確的看法（Kohlberg, 1984: XV）。柯爾柏格雖然意識到完整的道德意識應同時包括「義務論問題」（deontological question）與「目的論問題」（teleological question）的討論，以致於他嘗試以義務判斷為核心，而將道德第六階段做責任倫理的擴大（Kohlberg, 1984: 224.），但他的理論卻始終無法把這兩者綜合起來。這引發Habermas（1983）與Apel（1988）試圖從對話倫理學的責任理論加以克服的批判。

序階的道德發展階段，必須一方面在倫理學上整體地包括對於生命意義的解釋問題；另一方面在發展心理學的研究上，則需把發展的週期從成年擴及到人的一生。而這正是他要援用福勒與艾利克森的理論之理由。福勒透過信仰的發展，進一步把柯爾柏格的道德發展階段涵括在更廣泛的信仰發展序階中；而艾利克森則把人生最後一個序階的發展稱爲是統整與絕望的危機。後者使柯爾柏格看到道德第六序階再往前發展的必要性，前者則使柯爾柏格看到進一步發展的可能性。

(二) 宗教發展與道德發展的平行提升關係

福勒受到田立克（Paul Tillich）以終極關懷界定「信仰」（faith）之本質的影響，首先把宗教與信仰區分開來。[10]他認爲每一種形態的道德推理都必須有一信仰做爲基礎。因爲「每一道德觀點，不論它是處在那一個發展階段，都必須安頓在一更廣泛的信念或忠誠的系統中。每一種道德行動的原則都是爲某些價值的核心在服務。即使訴諸於自律、理性或普遍性做爲道德第六序階的證成，但這些也不優先於信仰。它們反倒是信仰的表現－亦即是對自律、理性或存在的普遍福祉之有價值的理想之信任、忠誠與視之爲有價值的表現。因而，我相信總有一套信仰的架構，涵蓋並支持了遵行道德與運用道德

---

[10] 福勒把宗教與信仰區分開來，是爲了說明以生命的終極關懷爲核心的信仰，才是在歷史中所出現的不同實定宗教的共同基礎。柯爾柏格接受這個觀點，但他仍保留宗教的發展序階之用語。這是因爲柯爾柏格所謂的宗教發展序階，並非表示他要做宗教發展史的解釋，而是要說明宗教思考的道德認知發展過程。本章在使用「宗教」一詞時，即採取福勒與柯爾柏格以生命之終極關懷爲道德認知核心的宗教性思考，而不涉及特定宗教的義理內容。

邏輯的動機」。[11]福勒在這個觀點上把柯爾柏格的道德發展六序階，更進一步地重構成信仰發展的六個序階，以說明各個道德發展階段所必須預設的價值核心體系。福勒以信仰序階做為道德序階之基礎，但柯爾柏格卻認為道德發展雖然以信仰的終極關懷為基礎，但卻不能以宗教來取代道德領域的自律性，否則在這些價值核心的領域中，我們又會回退到只服從神令的他律道德中。就此而言，柯爾柏格認為宗教對於生命的終極關懷之所以具有倫理學的功能，即在於他說明並支持為何遵行道德是一件有意義的行動，而非它對於道德議題的討論提供了道德原則的實質規定。柯爾柏格因而說：

> 宗教是對於追問道德判斷與行動之終極意義何在的一種有意識的回應與表達。宗教本身的功能不在於提供道德的命令，而在於支持道德的判斷與行動是一項有意義的人類活動。（Kohlberg, 1981: 336／402）

如果說宗教本身的功能在於支持道德判斷與行動是一項有意義的人類活動，那麼福勒以信仰為道德實踐提供價值核心的說法，就應該倒過來說宗教意識的發展預設了道德實踐的要求。柯爾柏格因而運用他在認知與道德的平行結構中的說明，來解釋宗教與道德序階的發展之平行提升的關係。柯爾柏格指出，宗教意識的序階性發展雖然必須預設道德意識的發展為其可能性的條件，但是道德發展畢竟只是宗教發展的必要但非充分條件。這意指著說，宗教意識雖然必須有內在的道德性做為思考推理的基礎，但是宗教相對於道德判斷的原則卻更

---

[11] 引文引自Kohlberg, 1981: 335／401。Fowler自己更詳細的說明，則可參見Fowler《信仰的序階：人類發展的心理學與意義的探索》（1981）一書。

具有超越性。這是因為在每一個道德階段中，道德的觀點都無法自行回答「我會何要遵行道德？」的問題，以致於道德需要宗教信仰為它回答他必須堅持這樣做的理由何在。「我為何要遵循道德？」的問題，無法只以該序階所認可的道德理由做為回答，因為這個問題是以整個道德行為的有無意義性做為質問的對象，而非以特定對象對我們而言是否具有價值（價值的判斷），或個別規範要求是否是我們應踐履的行為（規範的判斷）做為要質疑與回答的問題。它要求能對生命的終極意義何在做出回答，而這正是宗教信仰的終極關　所試圖要提出解釋的（Kohlberg, 1981: 337, 344f／403, 411f.）。

　　此外，由於道德發展的序階性提升是以道德判斷的分化與統整程度為衡量的標準，因而道德意識的發展即邏輯地涵蘊了我們必須不斷地在實然與應然之間做出截然的劃分，以及必須針對道德規範的應用做出無條件限制的普遍性要求。因而當我們堅持道德的自律，但卻面對「受苦、不正義與死亡」的絕望危機，這時我們會發出「我為何要遵行道德？」的質疑。此時我們無語問蒼天，而只得把生命意義的終極關懷交給宗教去進行形上學的解釋。宗教的解釋因而負有解釋我們如何能溝通實然與應然、理想與現實之間的鴻溝，以及如何使我們能自我認同於普遍無限的存有者的問題，以能面對因道德實踐而來的絕望與無意義的危機。[12]而這也使得超越道德序階的宗教思考內在地具有形上學的認知傾向。因為他必須在後設倫理學的層次上為如何調

---

[12] 柯爾柏格主張道德序階的最高發展必須有一宗教最高序階的發展來超越並支持它。但他所使用的理由，卻是從心理學上的存在性絕望或意義虛無的危機這些事實性的陳述來說明。這個說法是不足的，因為這涵蘊著說如果這些心理學的事實並未被經驗到，則進一步的宗教序階的發展就不一定是必要的。本章則認為超越道德的宗教發展，可以直接從道德發展的內部邏輯來看。因為絕望或無意義這些心理學的體驗，事實上是由於我們對道德規範有不斷分化與統整的要求，才使我們必然地會面對到人類的有限性與道德要求的無限性之間的衝突，而得進一步尋找宗教性的超越解決。

和實然與應然（德性與幸福）之間的衝突，提出一個能達到最完滿的善的說法。他也必須構想有一能弭平一切差別對立，使我們能處身在生命的一體性（諸如中國哲學所謂的天人合一、物我一體）之本體－宇宙論觀點中。這種在宗教思考中的形上學認知方式，事實上是把原來做爲道德發展的必要條件，因而係已經能夠成熟運用的邏輯認知能力，超越地運用於對終極實在的形上學猜測之上。這種不確定的猜測，若非以道德意識的確定發展爲前提，以致於能對生命意義的終極關懷有所解釋，否則他在人類的思維運用中即不能有獨立的意義與確定的地位。柯爾柏格因而對於宗教的內涵提出一個深刻的洞見，他認爲每一個道德序階的發展，都會在該序階的發展階段中去尋找一種相應的宗教觀（參見圖1），而這些「宗教的結構大部分是後設倫理學與形上學的結構，這些結構預設了它們所要詮釋與證成的規範性或道德的結構」（Kohlberg, 1981: 337／403）。

　　在這些以道德發展爲必要條件的宗教發展階段中，每一個先前階段的宗教觀事實上都會被更高發展的序階所取代。因而在宗教的第一至第五序階中的宗教推理，在原則上都不能超出道德的正義原則，以終極地回答我爲何要行道德的問題，反而是可以（甚至應該）反過來被更高的道德發展階段所取代。因爲例如在交易互惠的道德第二序階中，我們以上帝是能接受我們豐厚祭品之祈祝，而賜福於我們的。這確立了我們在這個道德階段中，以互惠的方式進行人際互動的最終意義。但這種以靈驗與否做爲人與終極存有者之關係的界定，是可以被物質性酬報的價值所取代。這種觀點一旦發展到道德第三序階，即當我們不再把道德價值定義爲實質的利益，則這種宗教觀就失去支持我們依此序階的道德原則而行的意義基礎。換言之，以道德序階一至五所發展出來的宗教推理，並不能使宗教相對於道德而具有獨立的地

位。它在事實上並不能超越道德，而是可以被道德取代的觀點。[13]

(三) 道德之超越而內在的第七序階發展

　　直到宗教第六序階的發展，才呈現出一個獨特的道德第七序階。因為宗教第六序階的發展，預設道德最高階段（序階六）的發展，但又加以超越。宗教的發展隨著道德發展的最高序階而進一步發展出來，因而它最終超越了道德的界限，而成為說明人類整個道德實踐活動最終的意義之所在。他提出一套形上學－宇宙論來說明人與無限存有者的絕對合一的可能性，它因而具有很強的超越形上學的關懷。但這種形上學的興趣並不是出於理論知識的興趣，而是要透過形上學的超越構想來為生命的終極意義進行奠基。因為從發展心理學的觀點來看，吾人在這個階段之所以會追問「我會何要遵循道德？」的問題，是因為我們遭遇到生命無意義的虛無主義危機。此

---

[13] 正如柯爾柏格所指出的：「在序階一中，可以訴諸有權威的人，而非神聖的權威和神的懲罰，在序階二中，可訴諸於個人自利的需求，在序階三中，則可訴諸於他人的贊許，第四序階，則訴諸於個人權利的保障，以便在照顧到他人的權利和福祉下，追求個人自己的幸福或是社會的福利」（Kohlberg, 1981: 334／411）。

圖1：宗教與道德發展的平行提升關係[14]

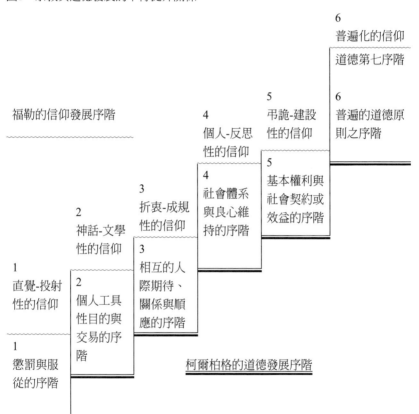

[14] 在由筆者繪製的圖1中，宗教各序階的名稱係引用自福勒的用語。但柯爾柏格對於這六個宗教思考的序階做了自己的解釋。對於道德發展的六個序階，柯爾柏格說明他們各自的道德判斷基礎分別是：序階(1) 基於對於成人權威的服從，而成人的權威是建立在其優越的身體特性上，序階(2)具體交易的公平性，序階(3)符合其所屬社團的期望，做任何維持感情與信任關係的必要行動，序階(4) 社會體系的維繫，序階(5)訴諸承認普遍人權的社會契約，以求道德衝突的解決，序階(6)正義與愛。以這些道德意識的發展為基礎，形成在宗教中對於神的想像的方式，則分別是：序階(1)神被以優越的身體特性，相當跨張地被描述著，序階(2)對神的關係表示感謝，並含有交易的成分。假如神以恩賜某人的方式行動，則某人也必須照神的吩咐行事，序階(3)神被看成是人格化的神聖，如一位朋友或守護的牧羊人，序階(4)神不只是社會秩序的法律制定者，也是自然秩序的法則制定者。神被概念化為「無上的存有」，序階(5)神是「支持力量的來源」，祂支持並鼓勵自律性的道德行動，序階(6)宇宙性的人類觀

即艾力克森所謂的在中年晚期所遭遇到的整合與絕望的危機。[15]我們在道德中被要求依正義原則而行事，然而我們卻發現充滿在世界中的「受苦、不正義與死亡」，會令我們產生存在性的絕望。對於不可抗力的天災地變、對於不可掌握的禍福命運、對於終難避免的疾病與死亡，我們的道德實踐能力看來是太有限了。我們必須重新整合我們的世界觀，超越有限的觀點去進行形上學的思辨，以設想正義即內在於宇宙的秩序中，或去認同我們與所有人類、或與世界全體、無限存有者之間，具有全體平等之普遍一體性的觀點。以面對我們以道德理想超越現實性所造成的實然與應然之間的鴻溝，而得以在一體性的無限感中弭平一切存在之有限性的缺憾。

　　柯爾柏格因而把宗教的第六序階稱為隱喻性的道德第七序階。此即表示，在這個不再能被道德意識取代的宗教發展階段中，宗教對於生命的終極關懷解決了在道德序階六中，由存在性的絕望所產生的生命無意義的虛無主義危機。從而使我們能肯定實踐道德的生命終極意義所在，而能無視於在現實世界中「受苦、不正義與死亡」的逼臨。所以柯爾柏格說：

　　宗教提供一種無視於由道德理想與現實的鴻溝，以及由受苦、不正義與死亡的存在所產生出來的曖昧不明，而接受一實在為終極可信任者的方式。宗教所處理的問題因而是由道德推理的界限所產生出來的。這些問題的獨特性在於，它們雖然屬於道德的領域，但卻不是道德的討論所能回答的。就像我們討論過的，這些問題以「為何要行

點。參見Kohlberg, 1981: 341-344 / 407-411。至於道德第七序階的含意則參考以下第二節的說明。

[15] 參見Kohlberg（1981: 344 / 412）的說明。艾利克森對於他在生命週期劃分的「整合與絕望的危機」的解釋，則可以參見他的論文〈自我認同的問題〉（Erikson, 1959）。

道德？」的諸種形式提問。因而宗教的結構預設道德的結構，但在尋找答案的時侯，卻又超越了它們。（Kohlberg, 1981: 322f. ╱ 388f.）

　　柯爾柏格主張道德發展是宗教發展的必要但非充分的條件，這個說法確立了道德與宗教各自的定位。所以他說「道德思考的功能在於依據規範或原則解決個人之間相衝突的主張，而宗教推理的首要功能則是連繫於超越的、無限的根據或整體感以肯定生命與道德」（Kohlberg, 1981: 321 ╱ 387）。可見，宗教意識雖然超越道德的正義原則，但我們卻不能以它的思考判斷來取代道德的正義原則，因為正義原則對於道德問題的解決有其自主的領域；同樣地，道德雖然是宗教意識發展的必要條件，但我們也不能主張以道德的發展來替代宗教的獨立發展，因為宗教在為道德行動的終極意義提供基礎時，它所做的形上學－本體論的構想，賦予我們願意行事正義以取得生命終極意義的基礎。反過來說，一旦確立「宗教推理的倫理學功能在於支持道德推理的結構」（Kohlberg, 1981: 343-344 ╱ 411），那麼以是否具有倫理學的功能來為宗教定立其理性思考的基礎，這種與道德平行發展但又超越正義原則的宗教序階，才能因為它為道德的第七序階奠定最終的基礎，而在人類的理性思考中具有不可取代的獨立地位與其獨特的思考內容。道德的第七序階這個介於道德與宗教之間的特殊領域，體現了道德行為者在其道德實踐中所體驗到的超越形上學的向度；但這種超越意識事實上也為人類宗教意識的發展，定立了一個內在的道德向度。在道德第七序階中，透過對於生命意義的終極關懷，宗教思考與道德要求產生了交集，而這也使得我們的道德意識得以再向上提升到一個既超越而又內在的道德發展階段。

二、生命的終極關懷與生命倫理學的相干性

　　前面我們依據柯爾柏格的道德發展理論，說明了在道德領域中的正義原則與在宗教領域中的生命終極關懷之間的界限與互補的關係。但我們卻仍未說明，結合了宗教性的生命終極關懷與理性的普遍主義倫理學的道德第七序階，對於生命倫理學的討論具有什麼實踐上的意義。我們在底下將指出，在當前生命倫理學的討論中，做為必須超越正義原則而探問生命之終極意義的道德第七序階，對於道德問題的解決已經不僅只是一種隱喻，而是有其必須面對的真實道德問題。這些在當前的科技能力快速發展之下所產生出來的新問題，不僅是倫理學的問題更甚至是形上學的問題。闡明這個觀點，將能賦予宗教性的思考推理在現代社會具有新的實踐意義。但為了要進一步闡釋這個觀點，我將先從兩方面批判柯爾柏格在他的道德發展心理學中，對於道德第七序階的闡釋仍有錯誤與不足之處，以為我們能把生命的終極關懷應用於生命倫理學的討論預做理論的澄清。

(一) 柯爾柏格建構道德最高序階的兩個論證錯誤

　　柯爾柏格的第一個錯誤，是他在論證道德發展的最高階段不是封閉自足的領域，以致於仍需宗教的進一步發展做為正義原則的支持時，誤將在道德奠基中的工具理性之「假言令式」（hypothetical imperative）的論證與實踐理性之「定言令式」（categorical imperative）的論證混淆在一起。柯爾柏格在論證「為何要行道德？」時，雖然正確地依據Toulmin等人的論點，認為對於這個問題的回答不能從各序階本身所認同的道德理由為依據，而是需要超越道德的界限，並透過宗教提出對於生命終極關懷的理據解釋（Kohlberg, 1981: 321f. ／387f.）。但這個說法只對道德一至五序階而言是正確的，因為這些階段都仍將道德的內在價值與其他的價值混淆。在此各序階中的道德意識都還不能清楚地區分出實然與應然之間的界限。以致於我們可以說，在這五個序階中的道德意識，嚴格說來都只是基於假言令式的他律道德。它們就其本身而言，並不能為自己進行道德的最終奠基，而必須訴諸某些在道德之外的價值做為其行動決定的基礎。[16]但這種對於道德的正義原則之不足的批判，卻不適用於道德發展的第六序階。因為一旦假定這個階段已經是自律的階段的話，那麼它就不是依外在的價值而做行為的決定，而是依意志決定的正當性做行為決定的基礎。就此而言，道德的領域是一個能自我奠基的完整領域，它是定言令式不假外求的實踐理性，而非只是假言令式之心為物役的工具理性。

　　柯爾柏格並未充分認識康德的自律倫理學在其定言令式中所要求的正當性奠基，以致於他從這樣的觀點出發去論證以宗教發展的最高階段做為道德發展的第七序階時，又犯了把「倫理學的奠基」與「心理學的安頓」（psychological well-being）混為一談的第二個錯誤。柯爾柏格未能在「我為何行道德？」這個問題上，區分出假言令式的「我"為了什麼目的"而必須行道德？」與定言令式的「我"為

---

[16] 學者Metz在他一系列的論文中（2001, 2002），試圖把Nozick（1981: 571-647）對於生命意義的語言分析進一步加以應用。他從語意分析出「有意義的生命」這個概念，同樣應包括「有目的性」、「超越性」與「尊重」這些涵義（2001: 140ff.）。但他的分析似乎在一開始就沒有把透過工具理性追求外在價值的假言令式論證，與追求道德內在目的的定言令式論證區分開來。

何"必須行道德？」之間的差異[17]，這使得超越道德的宗教意識仍有一種功利性。這種功利性雖然不再表現在對外在價值的追求，但卻表現在一種對於心身安頓的心理學需求之上。[18]這是因爲柯爾柏格對於超越道德的宗教發展的必要性，係從心理學的存在性絕望的問題上著手。然而，如果我們對於宗教的追求，只是建立在滿足這種在面對「受苦、不正義與死亡」的整合危機所產生出來的絕望，那麼在這個道德第七序階中的道德意識將又爲假言令式所限。亦即，以脫離死亡、受苦與不正義的限制爲彼世的希望，而非是在當下認取行爲的道德內在價值。柯爾柏格以宗教性的生命終極關懷來超越道德的正義原則，因而仍是虛歉無力的。這不能面對政治自由主義主張宗教對於生命的終極關懷僅能侷限在私有化的個人價值領域之批判。因爲正如所有的假言令式在原則上都預設有一個最終不可普遍化的愛好，做爲其行動最終的動機一樣，宗教也會因爲他們個別的「終極關懷」而無法達到普遍化的目的，而最多只能表現在做爲上帝之選民以等待救贖的教會意識中。而這卻不是一個要求自由與平等的世俗化現代社會所能夠合理接受的。

---

[17] 參見林遠澤（2007: 192f.）對此差異的說明。

[18] 一般在心理學的研究中，學者大都專注在「生命的有意義性」對於「身心安頓」（well-being）能否產生正面效果的問題。參見Scannell et al., 2002。他們並不回答「什麼是生命的意義？」這一類的問題，而是從「哪一些組成要素是使一個人能經驗到他的生命是有意義的？」或者「在什麼條件下能使人經驗到他的生命是有意義的？」這類問題的評量出發，去研究我們對於生命意義的終極關懷問題。他們因而大都借用由Battista & Almond所發展的「生命關心指標」（Life Regard Index, LRI），去進行研究。參見Debats et al.,1995:359。這種強調生命的有意義性與身心安頓之間的心理學關連，並不能做爲證成生命之有意義性的倫理學奠基的基礎。因爲能使人感到身心安頓的行爲，並不同時即證明了它是在道德上具正當性的應然規範。

(二) 屬於第七序階的眞實道德問題

　　柯爾柏格引入存在性的絕望來說明超越正義原則的生命終極關懷的必要性，以致於把「倫理學的奠基」與「心理學的安頓」混爲一談。這也使得他最多只能肯定超越正義原則的第七序階是一種隱喻性的道德階段，它事實上並未面對眞實的道德問題。[19]柯爾柏格順著傳統的道德－宗教意識的發展，把「我們爲何活著？」與「如何面對死亡？」當成只是一種心理學的危機情境，而以身心安頓的心理學價值來說明宗教的道德性涵義。這種仍然相當普遍於宗教解釋中的觀點，現在卻已面臨新的挑戰。在當前的生命倫理討論中，像是墮胎、基因篩檢、胚胎幹細胞實驗、或具嚴重缺陷的早產、新生兒的救治等等，都直接使我們面對「生命從何時開始？」、或「生命如何值得活下去？」的問題。而植物人安樂死與腦死等議題，也使我們直接面對到「生命到何時結束？」的問題。這些問題不再是屬於個人心理發展的意義危機問題，而是關於人類透過回答生命意義何在的界定，來決定其技術性實踐行動之正當性範圍的眞實道德判斷問題。

　　我們先以生命醫學倫理學的主要道德爭議爲例，來具體說明在現代科技的發展下，超越解決個人之間的權利或利益衝突的正義原則的生命終極關懷，已經是一個重要且獨特地需要加以解決的眞實道德領域。[20]就像在墮胎、基因篩檢或胚胎幹細胞實驗是否許可的爭議中，我們最終都得面對我們如何能界定生命從何時開始的問題；而在

---

[19] 柯爾柏格甚至稱「序階七」爲「假設性的軟性序階七」（hypothetical "soft" stage 7），並說「嚴格說來，這個軟性的序階並非道德的序階」（Kohlberg, 1984: 213）。

[20] 當然這並不是說，關於生命醫學的生死議題只是生命終極的關懷的問題，而不是權利或利益衝突的問題。後者當然也是在生命倫理學中所必須處理的問題，但它們都預設前者的回答做爲更根本的前提。

「積極自願的安樂死」（如醫師協助自殺）、「消極非自願性的安樂死」（如植物人的安樂死）或「腦死」的爭議中，我們同樣得面對生命到何時結束的問題。這些問題雖然在表面上看起來是醫學的定義或法律規範的問題，但事實上它們卻正是我們基於生命的終極關懷，認同我們對於生命意義的解釋與存有的一體感所產生出來的爭議。生命倫理學主要的「人類中心」、「痛苦中心」或「生命中心」主義，也是在這種生命的終極關懷中所產生出來的三種主要的不同立場（參見圖2）。

圖2：生命醫學倫理學的生死議題

	生命的生物學判斷				生命的倫理學判斷	
	生死的醫學判準		生死的法律定義		生命意義的道德界定	生命的終極關懷
	生命從何時開始	生命到何時結束	生命權保護的起點	結束生命的自主權		
1	精卵結合	身體機能全部喪失	潛在的生命	自然死亡	具自然的生命	生命中心主義（包含自然整體）
2	神經細胞的分化（約12週）	腦幹受損	許可胚胎幹細胞實驗或墮胎的界限	腦死的判定	具感覺的能力	痛苦中心主義（包含動物）
3	獨立母體之外而存活的能力（約六個月）	大腦皮質不可逆的受損	許可墮胎的界限	（植物人）安樂死	具意識的能力	人類中心主義
4	新生的胎兒	絕症	是否救治嚴重缺陷新生兒的醫療問題	臨終（安寧療護）	具自主性與一定的生活品質	

　　從圖2可見，例如我們把生命開始與生命結束的時間點界定在第二種狀態中，則我們將允許在腦死的情況下，摘取病人可用的器官以進行器官移植；或允許將胚胎使用於基因醫療的研究或進行胚胎的篩檢，而不致於認爲這樣將會侵犯到人的生命。因爲藉由「腦死」或「前胚胎」的法律定義，我們排除了以精卵結合做爲生命開始的界定，或以身體機能全部喪失的自然死亡做爲生命結束的界定。然而這種在民主社會中可以有爭議的道德問題，背後正隱含了一個以是否具感覺能力來界定生命是否有意義或是否需受到尊重的道德立場，以及一種以「痛苦中心主義」爲基本立場的生命終極關懷。至於其他把生命的起點延後（或把死亡的時間提前）到狀態三或四的道德或法律的爭議，一樣是基於特定的生命終極關懷的立場。宗教生命的終極關懷，在生命倫理學的討論中因而重新扮演一個重要的角色。像是「人不能扮演神的角色！」「不能違反自然！」或「不能侵犯生命的神聖性！」這些宗教性的語句，一般被政治自由主義者視爲是錯誤或過時的道德意識，但是它現在卻有了眞實的道德意義。它們的追問使得生命倫理學的議題不致於被醫學的技術性定義與法律的規範需求，掩蓋了它們的本質。宗教根據人與無限者整體統一的觀點來看待生命倫理學的議題，這使得我們在生命倫理學的討論中，對於未來世代、動物與自然生態的生命意義，不會太短促的僅以眼前的人類價值而做出決定。

三、生命的終極關懷與生命倫理學的最終奠基問題

在當代無懼時潮，主張生命倫理學的討論必須超越正義原則，而進行形上學思辨的哲學家，可以首推漢斯·優納斯（Hans Jonas, 1903-1993）為代表。他主張在當前生物科技與環境危機的挑戰下，我們必須超出做為行動之學的倫理學，進入到討論存有之學的形上學。他早在二十世紀六〇年代就已經預見到，當前關於基因科技在醫療與人類生殖上的應用，以及科技的運用對於自然環境的巨大影響，不僅已經涉及到人類基於生活品質或價值選擇的考量，而要求權利對等與利益公平分配的道德問題；而是涉及到對人類自身的改造，與對自然生態長期而不可逆的改變的存有論問題。[21]從優納斯的觀點來看，在人類當前的處境中，使我們必須超出道德的正義原則以進行宗教性的思考，這已經不只是個人心理學的存在性絕望或虛無主義的無意義危機，而是整個人類與自然存續的危機。我們必須透過宗教性的終極關懷去思考生命（包括人本身、動物與整個自然生態）存在的意義，這不再只是要去安頓我們在整合理想與現實的衝突中所面對的挫敗與絕望，而是要為我們人類的技術實踐建立一個不可踰越的道德界限，以預防人類運用科技的集體性行動產生不可預測的行為附帶效應，將可能會對人類或自然造成無可挽回的破壞。對於生命的終極關懷，做為我們限制「人為」的道德界限，形成一個「神聖」而不可侵犯的內在價值領域。由此，我們可以為那些實則我們不能有真實知識

---

[21] 因為優納斯認為生物科技的遺傳學操縱，所影響的是我們對於人之一般形象的理解；而生態危機則使我們面臨到「為何應有存在而非虛無？」的問題。優納斯認為這些問題其實正是根本的形上學與存有論的問題。

的未來世代、動物與自然環境的道德權利提出先驗的奠基。這種宗教－形上學思考對於生命的終極關懷，超越了政治自由主義的正義原則，而要求對於道德行動的正當性與合法性設立界限，並爲保護人類與自然的永續存在的道德義務進行最終的奠基。

　　優納斯把人類對於生命整體的道德義務，奠基於闡釋生物具有內在目的性與自由的存有論觀點之上。他並稱這種超越強調權利與義務對等性之正義觀點的理論爲對存有具「關切責任」的「責任理論」。[22]透過優納斯的理論，我們將能把柯爾柏格所謂的超越正義原則的生命終極關懷的道德第七序階，與我們在本章第二節指出，在當前的生命倫理學中存在著屬於生命終極關懷之序階的眞實道德問題，做一個綜合性的解決。亦即我們透過優納斯的責任理論，將能說明爲何生命的終極關懷可以超越正義原則，而對當前的生命倫理學的道德討論進行最終奠基的工作。並得以說明，爲何對於生命意義的終極關懷，不僅不是我們在現代的民主法治國家中依政治自由主義的正義原則所要排除的，而是對於正義的要求具有超越的最終奠基之意義。一旦我們在當前生命倫理學的討論中，把宗教性的終極關懷放在爲道德進行最終奠基的「第七序階」之位置，那麼我們將同時對宗教意識在當前生命倫理學的討論中所具有的「倫理學功能」做出新的定位。這個極具重要性的工作，優納斯卻早已經著手從事了。

　　爲了超越正義原則而說明生命的終極關懷自身即有一個獨特的道德領域，優納斯將在宗教領域中的「末世論」做了創造性的轉化。他在責任理論中，構想出關於「啓發恐懼的未來學」與「未來倫理學

---

[22] 我在〈責任倫理學的責任問題－科技時代的應用倫理學基礎研究〉這篇論文中，已經集中介紹了優納斯的責任倫理學，因而在此處不再詳細地的說明優納斯的責任理論。請參見林遠澤（2005b）第3.1.1節的討論。

的存有論奠基」這兩項理論工作。[23]我們底下將分別說明這兩項理論工作對於以生命的終極關懷超越正義原則的可能性與意義。

(一) 生命的終極關懷與未來學的啓示方法論

我們在前面已經指出，柯爾柏格為了說明有超越正義原則的道德第七序階的存在，提出「我為何要行道德？」的最終奠基問題。柯爾柏格依假言令式的觀點，說明道德的最終奠基並非在道德的序階本身中所能達成的，以致於他能證成必須有一個說明生命之終極意義所在的宗教性序階做為道德的第七序階，以支持道德實踐是一有意義的活動。但我們也指出，根據這樣的說法，宗教對於生命的終極關懷如果不是基於道德正當性的內在價值，那麼他們終究有一些不可普遍化的偏好成分。這使得我們在政治自由主義的正義原則中，會要求宗教對於生命終極關懷的特定觀點不應介入生命倫理學的討論，以免在民主社會中對於具有普遍遵守效力之共同規範無法透過理性討論的方式取得。相對於柯爾柏格的這個理論侷限性，優納斯則設想把宗教末世論的啓示作用，改造成能引發我們對於生命的終極意義產生關懷之責任感的倫理學方法論。

優納斯首先透過對於當代科技行動之新性質的分析（Jonas, 1979b: 15f.），來區分道德的正義原則所適用的微觀的人類行動領域，與新的對於生命終極關懷所適用的宏觀的宇宙性領域。他指出現

---

[23] 分別參見Jonas, 1979a: 61ff, 84ff與Jonas, 1985b: 128ff。並參見林遠澤, 2005b: §3.1.2, §3.1.3的說明。

代的科技行動能力對於倫理學所造成的新挑戰在於：

> 科技的實踐即使只是爲了眼前的目的，但它一經發動，鄰近性與同時性的圍籬就將被因果系列的空間性擴展與時間性延續沖失。其不可逆轉性連同與它整個關係在一起的巨大秩序，將進一步的新因素加到道德的方程式中。這包括它的累積性：它的效應一直累積，以致於它的情況對於以後的行爲與存在而言，已不再與原先行動所面對的是同一個，而倒是從所做的事出現愈來愈多的後果，而愈來愈與它不同。所有傳統的倫理學都只考慮到非累積性的行爲。基本的情況像必須考驗美德而去除罪惡等等，都始終保持如一，而每一個新的行爲也都由它們開始。反覆的事件按照它們的分類設定行爲的選擇，像勇敢與怯懦，節制與放蕩，眞理與謊言等等行爲選擇，每次都可以重新設立原來開始的條件。這是不能被超越的。但科技對世界的改變，其累積性的自我繁衍不斷地超越它投注行動時的條件，並經由史無前例的情況進行下去，經驗的教導對此是無能爲力的。（Jonas, 1979a: 27）

現代科技的巨大能力，使得其運用所產生的累積性附帶效應是不可逆與無法預期的。從行動附帶效應的未來向度來看，當代科技的可能受害者已經不只是我們當代的每一個人，而是整個未來的世代、其他生物以及整個地球的自然生態。就此而言，即使我們在生命倫理學中，很難說明我們如何基於道德的正義原則，證成那些並不處在人類道德社群中的未來世代、動物與自然，如何能與我們發生權利與義務的關係。但是對於跨代正義、動物保護與環境保護的道德義務問題，我們也不能回退到只考慮人類利益最大化的道德第五序階的觀點。而是應該超越道德第六序階的正義原則，進入到保全自然與人類永續存在之生命終極關懷的宗教性領域。因爲我們現在所面臨的生命倫理學問

題，正是我們在新的科技能力之下，對於人類基本形象的改造與對自
然產生不可逆的改變之問題，而不是在人際之間劃分權利與義務的正
義問題。

　　不論宗教對於生命的終極關懷有那些特定的不同觀點，但就宗
教做為支持生命是有意義的這個理性的核心來看，各個主要的宗教都
共同關切人與世界的存在意義問題，而這正是以人與世界的存在為前
提的。優納斯因而認為對於生命的終極關懷首先應是保全存在的問
題。[24]但正如柯爾柏格正確指出的，以往宗教對於生命的終極關懷，
是從心理學的存在性絕望與虛無主義的無意義危機所產生出來的。這
些絕望與無意義的體驗是人在他的一生中可以切身體會到的，但是人
類或自然的長遠未來卻正是當代人所不能切身體驗到的。優納斯因而
提出類似於宗教末世論的「警告未來學（Futurologie der Warnung）」
（Jonas, 1985b: 128）來做為我們能對保全生命的存在產生關懷的倫
理學方法論。透過未來學的方法論預測，我們可以指出，人類集體的
技術性力量其附帶效應會有累積性的長期影響，因而我們即使是為了
眼前人類的重大利益而採用它，但它是否會導致人類與自然無可挽回
的傷害，這是我們在一開始就必須預先做考慮的。

　　優納斯認為，如果行動的後果是在人類所能控制的範圍內，那
麼我們應當依據「科技後果評估」的審慎考慮，在開放的民主討論
中，讓每一個利害關係人都能依正義的程序性原則，做出可以共同遵
守的決定。宗教對於生命終極關懷的觀點，不應介入這個領域，以免
產生神律的獨斷。但對於那些不可預測的行為後果與附帶效應，當
它們可能造成人與世界不可逆的傷害時，我們卻需要以生命應然存在

---

[24] 優納斯因而認為人類與自然的應然存在問題，可以獨立於不同宗教的差異性而做出回答。參見
　　Jonas, 1979a: 99。

的終極關懷爲基礎，限制人爲的操縱介入這個生命存在的內在價值領域。優納斯因而認爲對於在我們當前科學預測能力範圍之外的行爲附帶後果，必須優先做壞的預測，以能使我們在恐懼的啓發之下，首先採取預防與保護的行動。（Jonas, 1979a: 70f.）如此一來，即使我們不能確定知道未來世代的價值觀，或不知動物或生態的眞實利益是什麼，但是去保護生命能有意義的存在卻是我們的絕對義務。[25]我們在生命倫理學中談及生命的神聖性或不可侵犯性，事實上即是表達了我們對存在整體負有未來責任的絕對義務。

(二) 生命的終極關懷與存有論的最終奠基

柯爾柏格在他的道德發展理論中正確地說明了，我們的道德序階的提高是透過角色認取能力的擴大而進行的。所以說，一旦我們要在道德的最高序階超越正義原則，進行形上學－宇宙論的思辨，那麼這即是要求我們要擴大角色認取的範圍，從侷限於人際間的交互主體性領域，進入生命之一體性的認同。對於這種形上學的思辨，柯爾柏格選擇了史賓諾沙（Spinoza）與德日進（Teilhard）的形上學理論做爲說明。[26]但是優納斯卻直接面對我們在在生命倫理學中，由於對於

---

[25] 優納斯透過警告的未來學，以啓發恐懼的方式來使我們意識到我們有保護人類與自然之永續存在的道德義務。這可以說是一種透過現象學的存而不論，而進行最終奠基的倫理學方法論。因爲優納斯顯然是透過對於不可預測的行爲附帶效應，來說明一旦我們不能確定科技行動是否會給人類帶來正面的效益，那麼我們最起碼的道德義務即是必須先確保人類與自然的存在，這因而是一項無條件的義務。參見Gronke, 1994: 412f.的進一步分析。

[26] 柯爾柏格選擇史賓諾沙與德日進的理論顯得有些牽強。因爲史賓諾沙在《倫理學》中的泛神論形上學，與德日進的突創進化論，都並未給予人（與生物）有充分自由的身分。這不能充分地

未出生的生命、對於自然與動物的存在缺乏同體性的感受,而無法透過角色認取的方式來建立道德義務感的困難,而重新進行了「哲學生物學」的研究。他試圖打破笛卡爾式的心物二元論,以能在生命倫理學的道德爭議中,為保護生命存在的道德義務奠定最終的基礎。這樣的理論考慮使得優納斯認為,倫理學的問題其實是生命哲學中的一個部分。而討論生命倫理學的最終奠基問題,勢必需要超越倫理學進入形上學的討論,他說:

> 不再只考慮到人類自己的利益,要擴大我們的義務,所有以往倫理學的人類中心的限制都不再有效——如果這些就是人類行為的新方式所意指的內容,那麼又怎樣呢?這樣至少以下的問題不是沒有意義的——亦即,雖然現在人類之外的自然的情況是整個生物領域及其各部分都屈服於人類的力量,但如果不是為了我們自己,而是為了自然本身並從他自身獨具的法則出發,去追問自然是否是人真實的善,是否它對我們有道德上的要求等,就不是沒有意義了。且如果的確是如此的話,那麼就要大大地改變對倫理學基礎的思考。因為這意味著說,不只要追求人的善,還要追求人之外的事物的善。亦即要超越人的範圍,擴展對「目的自身」的承認,並將對此的關切涵括到人類善的概念中〔...〕我們有必要進一步擴大前面所提到的思想轉變。即我們要超越行動之學(即倫理學),而向前推進到能為所有倫理學奠定最終基礎的存有之學(即形上學)。(Jonas, 1979a: 29)

優納斯對於生命倫理學的存有論奠基進行了長期的思考。他首

說明在道德的第七序階中的形上學思考是為了說明道德實踐是有意義的生命活動的倫理學目的。

先試圖在《生命的現象－邁向哲學的生物學》（1966）這本書中，嘗試打破近代哲學自笛卡爾做出心物二元論劃分之後，所產生出來的人與生物之間的截然區分。優納斯說，他的生命哲學的第一個預設就是生命哲學應同時包括「有機體哲學」與「精神哲學」兩個部分（Jonas, 1966: 1）。因為一旦我們能指出即使在最初級的生命形式中，都包含有精神的原型，那麼人與生物的同體性即可被建立起來。優納斯描述生命的基本形態，指出生物都是在原始的分離行動中脫離自然整體而存在。他與自然世界相對立，但又透過消化吸收自然的一部分維持自己的存在。因而他存在的同一性，一直是處在這種新陳代謝的雙重形式中，而使得死亡即是自身的一部分。生命是一既予的可能性存在，它帶有基本的兩極對立性，它總是與它物相關，因而具有與它物的關聯性，並由此而具有超越性，因為超越性就是「不斷踰出自身（going-beyond-itself）」（Jonas, 1966: 5）而存在。這對於優納斯來說，即表示所有的生物都共同具有精神的特性。

　　優納斯據此主張，雖然自由的概念大都是用在精神的意志與行動抉擇的領域，而不是用在盲目發展的化學過程中。但自由卻是一個可客觀描述的樣態，它是一個存有論的概念。因為既然人也是自然的一部分，那麼人透過他的反省所意識到自由，應當亦是自然本身的一個內在的特性。透過肯定自由在生命最基本的新陳代謝中就存在，則在最基本的生命形態中所擁有的存有論自由，將可以視為是較高現象的自由（道德自由等）的存有論基礎。在哲學生物學中，自由是生命的解釋基礎，而生命則是自由的存有論基礎（Jonas, 1966: 3f.）。優納斯因而在該書的結語中指出，對於生命哲學的研究無可避免會包含倫理學的討論。因為他的哲學生物學既然不承認有機體與精神之間的界限，並以生物在最初級形式中即含有自由，那麼他就跨越了自然與自由之間的界限。由於以往哲學主張人才有自由可言，而自然與自由

相對，因而才以人是義務的根源，以實然與應然存在著不可跨越的界限。但優納斯認爲，一旦以自然生物都具有自由，那麼在這種理論建構之下，以往倫理學以自由僅爲道德形上學所專有的領域，這個觀點現在就不一定能站得住腳了。**27**

我們先暫且不論優納斯的自然目的論是否能成立。**28**值得注意的是，優納斯的理論嘗試其實在某個程度上，可以視爲是對康德認爲不可知的先驗自由對於道德領域所能夠具有的實踐意義的說明。就康德而言，道德自由預設了先驗自由。但先驗自由基本上是一個宇宙論的理念，這種宇宙論的自由不但是道德自由的基礎，而且範圍比道德自由更大。宇宙論的自由是康德所謂的自由的因果性，亦即是目的論的因果性。但康德認爲這不可解。以致於康德認爲自由只限在道德領域中才能證實，且只有人才能是目的自身。康德因而在《道德形上學》中主張，除了自我與他人之外，我們對於不具理性的生物並沒直接的道德義務（Kant, 1797: 443）。這種主張使得生命倫理學發生相當大

---

27 優納斯以生物皆具自由與主體性的觀點，試圖把生命倫理學最終奠定在存有論的基礎之上，這使得他得出三項主張：(1)義務的理念將是一種自然性質的描述，義務的理念將不只是一種行動主體的自我決定，而是一種存在的發現；(2)存有物或整個自然都需具有義務行爲人的身分，他們是義務的執行者也因而是義務的對象；(3)人的道德實踐，乃是去把義務看出來，然後加以執行。優納斯因而認爲，道德義務可以是一種看見與發現，而不必是人類自己的創造與發明。反過來說，一旦義務是一種發現，那麼人類道德的自我實現即同時是根源實體的發展，而由此得到的倫理學原則，即可以做爲人類得自存有本身的客觀義務。對於保全人與自然之永續存在的存有論奠基工作，優納斯後來在他的《責任原則》（1979a）、《主體性的有能力或無能力》（1981）與《哲學研究與形上猜測》（1992）等三本書中，以目的論價值學的形式繼續加以深入說明。優納斯對於保護人類與自然之永續存在的道德義務採取存有論的奠基，這遭到阿佩爾從對話倫理學的觀點提出有力的批判。本章僅侷限於透過優納斯的理論來說明生命的終極關懷在生命倫理學的討論中，是真實而具有實踐意義的道德問題。至於優納斯的存有論奠基是否能經得起批判，則不是本章所能詳細討論的。對於優納斯的存有論的奠基的批判，請參見Apel, 1984: Bd.2, 627f.。
28 雖然自然目的論在當代生物學中的說明的確有很大的理論困難，但優納斯對於責任概念的存有論奠基所做的自然目的論的解釋，在德國八〇年代卻曾經引發「實踐的自然哲學」的討論。這方面的理論資源仍值得我們在生命倫理學的討論中加以重視。

的困難。因為如果義務的領域只限於人類，那麼為何我們要為動物或自然負有責任？這個困難的癥結之處，即在於康德把自由的宇宙論概念，只侷限在人類學的意志自由概念中加以討論。

　　現在依據優納斯的哲學生物學，如果自由的宇宙論概念是可以說明的，則這種解釋將同時可以為生命倫理學建立道德義務的最終基礎。優納斯觸及到這個深刻的哲學問題，他強調要把倫理學建立在存有論的基礎上，事實上即表示他理解到，所有的道德原則都必須有一個形上學的基礎，以做為說明人類行動自由的可能性與生命之有意義性的最終基礎。透過這個存有論的最終奠基，尤納因而說「適用於新型的人類行動，並對準新型的行動主體所提出的令式即是」：

> 只做那些你的行動效應與人類真正生活於地球的永續性可相容的行動。
> 只做那些你的行動效應對於人類在地球上永續生活之可能性不造成破壞的行為。
> 不要危及人類在地球上無限地持續存在的條件。
> 在你當前的選擇中，將人類未來的整體性包括進來，而視做為始終伴隨你的意志的一個對象。（Jonas, 1979a: 36）

本章結語

　　本章一開始就透過柯爾柏格對於道德發展第七序階的建構，來說明超越正義原則而對生命意義產生終極關懷的宗教意識的倫理學功能。生命的終極關懷是對道德義務進行最終奠基的反思活動，而非對

於具體的道德衝突提供在正義原則之外的其他規定；否則即難以避免在一個民主法治的現代國家中，不當地允許神律的干預。由於過去在傳統的宗教與道德的關係中，內含在宗教中的道德最終奠基，經常只在心理學安頓的作用中被理解。針對這種限制，我們進一步指出：在當前生命倫理學的生死議題中，生命的終極關懷不僅具有解決我們在現實中遭遇到存在性的絕望與無意義的虛無主義危機之作用，它本身更已經構成真實的道德問題。因為在現代科技的挑戰下，人類遺傳機制的基因操縱與對於自然的超限利用，已經達到改造人類本身以及造成自然之不可逆的改變的地步。在此，我們必須超越正義原則，以在宗教性的生命終極關懷中進行形上學的思辨。

這種宗教－形上學的思辨不是為了理解外在自然世界的理論目的，而是在實踐上建立我們能對生命存在之整體性產生認同的可能性基礎。在人類的科學能力與理性的實踐討論可及的領域中，我們不能以生命的終極關懷去取代正義原則的作用；但當科技行動產生不可預測的附帶效應，並可能危及人類與自然的未來時，我們即應以生命的終極關懷去超越正義原則，以為我們必須預先採取保護人類與自然永續存在的道德行動，進行最終的義務性奠基。也惟有在宗教與形上學思考具有說明保全人類與自然之永續存在的實踐意義下，本章才主張生命的終極關懷不僅能夠而且必須超越正義的觀點。至於這種生命終極關懷的超越觀點在生命倫理學的討論中，如何能以建立道德原則的方式，做為奠定有關生命醫學、動物與環境保護之道德爭議的規範正當性之最終基礎，則還有待於進一步的研究。

參考文獻

一、中文

林遠澤（2003）。〈意義理解與行動的規範性——試論對話倫理學的基本理念、形成與限度〉，《人文及社會科學集刊》，15, 3: 401-429。

林遠澤（2005a）。〈真理何為？從哈伯瑪斯真理共識理論的實用轉向論真理的規範性涵義〉，《歐美研究》，35, 2: 363-404。

林遠澤（2005b）。〈責任倫理學的責任問題——科技時代的應用倫理學基礎研究〉，《台灣哲學研究》，5: 297-343。

林遠澤（2006）。〈論亞里斯多德修辭學的倫理——政治學涵義〉，《政治科學論叢》，29: 159-204。

林遠澤（2007）。〈論康德定言令式的共識討論結構——試從理性存有者的道德觀點闡述康德的先驗規範邏輯學〉，《台灣大學哲學論評》，33：183-232。

林遠澤（2012）。〈論規範遵循之可期待性的理性基礎——試從對話倫理學的應用問題論道德、法權與政治責任的規範效力差異與作用互補〉，《人文及社會科學集刊》，24, 3: 285-330。

陳碧霞、蕭淑貞、戎瑾如、黃瑞媛（1996）。〈精神衛生護理師培訓——建構「治療性人際關係」的實務能力〉，《精神衛生護理雜誌》，1, 1: 8-12。

郭爾堡（1986）。《道德發展的哲學》，單文經譯，台北：黎明出版社。

二、外文

Abrams, Erik & Loewenthal, Del (2005). Responsibility and Ethico-moral Values in Counselling and Psychotherapy. *Existential Analysis*, 16, 1: 73-125.

Allmark, Peter (1995). Can there be an Ethics of Care? *Journal of Medical Ethics,* 21, 1: 19-24.

Apel, Karl-Otto (1973). Das Apriori der Kommunikationsgemeinschaft und die Grundlagen der Ethik. In Ders., *Tansformation der Philosophie* (Bd. 2, S.358-435). Frankfurt am Main: Suhrkamp Verlag.

Apel, Karl-Otto (1984). Ist die philosophische Letztbegründung moralischer Normen auf die reale Praxis anwendbar? In K.-O. Apel; D. Böhler & K. Rebel (Hg.), *Funkkolleg - Praktische Philosophie/ Ethik. Studientexte* (Bd.1, S.606-634). Weinheim und Basel: Beltz Verlag.

Apel, Karl-Otto (1988). Die transzendentalpragmatische Begründung der Kommunikations- ethik und das Problem der höchsten Stufe einer Entwicklungslogik des moralischen Bewußtseins. In Ders., *Diskurs und Verantwortung—Das Problem des Übergangs zur post- konventionellen Moral* (S.306-369). Frankfurt am Main: Suhrkamp Verlag.

Apel, Karl-Otto (2000). First Things First—Der Begriff primordialer Mit-Verantwortung: Zur Begründung einer planetaren Makroethik. In M. Kettner (Hg.), *Angewandte Ethik als Politikum* (S.21-50). Frankfurt am Main: Suhrkamp Verlag.

Arras, John D. (1999). Getting down to Cases—The Revival of Casuistry in Bioethics. In James Lindemann Nelson and Hilde Lindemann Nelson (eds.), *Meaning and Medicine—A Reader in the Philosophy of Health Care* (133-146). New York: Routledge.

Arras, John D. (1998). A Case Approach. In, H. Kuhse, P. Singer (ed.): *A Companion to Bioethics* (pp.98-105). Malden, MA: Blackwell Publischers Ltd.

Ashcroft, Richard E. (2000). Teaching for Patient-Centred Ethics. *Medicine, Health Care, and Philosophy,* 3, 3: 287-295.

Assheuer, Thomas (1999). *Das Zarathustra-Projekt.* Die Zeit, Nr.36.

Barker, P.J., Reynolds, W. & Stevenson C. (1997). The human science basis of psychiatric nursing—theory and practice. *Journal of Advanced Nursing,* 25: 660-667

Barker, Phil (2003). The Tidal Model: Psychiatric colonization, recovery and the paradigm shift in mental health care. *International Journal of Mental Health Nursing,* 12: 96–102.

Barker, Phil & Buchanan-Barker, Poppy (2011). Myth of mental health nursing and the challenge of recovery. *International Journal of Mental Health Nursing*, 20: 337–344.

Bauchamp, Tom L. & Childress, J. F. (2001). *Principles of Biomedical Ethics*. Oxford: Oxford University Press.

Benner, Patricia. (2000). The roles of embodiment, emotion and lifeworld for rationality and agency in nursing practice. *Nursing Philosophy*, 1: 5-19.

Blondeau, Danielle (2002). Nursing art as a practical art — the necessary relationship between nursing art and nursing ethics. *Nursing Philosophy*, 3: 252-259.

Böhler, Dietrich (1994). In dubio contra projectum — Mensch und Natur im Spannungsfeld von Verstehen, Konstruieren, Verantworten. In Ders. (Hg), *Ethik für die Zukunf — Im Diskurs mit Hans Jonas*. (S.244-276), München: Verlag C. H. Beck.

Böhler, Dietrich (2000). Idee und Verbindlichkeit der Zukunfts- verantwortung: Hans Jonas und die Dialogethik — Perspektiven gegen den Zeitgeist. In Ders. & M. Stitzel (Hg.), *Zukunftsverantwortung in der Marktwirtschaft* (S.34-69). Münster: Lit Verlag.

Böhler, Dietrich (2001). Warum moralisch sein ? Die Verbindlichkeit der dialogbezogenen Selbst- und Mit-Verantwortung. In K.-O. Apel & H. Burckhart (Hg.), *Prinzip Mitverantwortung- Grundlage für Ethik und Pädagogik* (S.15-68). Würzburg: Verlag Königshausen & Neumann.

Boyer, Jeannine Ross & Nelson, James Lindemann (1990). A Comment on Fry's 'The Role of Caring in a Theory of Nursing Ethics'. *Hypatia* 5, 3: 153-158.

Brand-Ballard, Jeffrey (2003). Consistency, Common Morality, and Reflective Equilibrium. *Kennedy Institute of Ethics Journal*, 13, 3: 231-258.

Branshaw, Ann (1996). Yes! There is an Ethics of Care — An Answer for Peter Allmark. *Journal of Medical Ethics*, 22, 1: 8-12.

Burston, Daniel (2003). Existentialism, *Humanism and Psychotherapy*. *Existential Analysis*, 14, 2: 309-319.

Cass, Robert (2004). Can Existentialism Provide a Normative Ethical Framework for Psycholotherapy? *Existential Analysis*, 15, 1: 87-94.

Clouser, K. D. & Gert, Bernard (1999). A Critique of Principlism. In James Lindemann Nelson and Hilde Lindemann Nelson (eds.), *Meaning and Medicine: A Reader in the Philosophy of Health Care* (pp.156-166). New York: Routledge.

Cooke, Elizabeth F. (2003). On the Possibility of a Pragmatic Discourse Bioethics－ Putnam, Habermas, and the Normative Logic of Bioethical Inquiry. *Journal of Medicine and Philosophy*, 28: 635-653.

Curzer, Howard J. (1993). Fry's Concept of Care In Nursing Ethics. *Hypatia* 8, 3: 174-158.

Debats, D. L., Dorst, J. & Hansen, P. (1995). Experiences of meaning in life－A combined qualitative and quantitative approach. *British Journal of Psychology*, 86: 359-375.

Deegan, Patricia (1996). Recovery as a journey of the heart. *Psychiatric Rehabilitation Journal*, 19, 3:91-97.

DeGrazia, David (2003). Common Morality, Coherence, and the Principles of Biomedical Ethics. *Kennedy Institute of Ethics Journal*, 13, 3: 219-230.

Donovan, Mary (2003). Family therapy beyond postmodernism－some considerations on the ethical orientation of contemporary practice. *Journal of Family Therapy*, 25: 285-306.

Dowling, Maura (2006). The sociology of intimacy in the nurse-patient relationship. *Nursing Standard*, 23: 48-54.

Dworkin, Ronald (1999). Die falsche Angst, Gott zu spielen. Die Zeit, Nr. 38.

Engster, Daniel (2005). Rethinking Care Theory－The Practice of Caring and the Obligation to Care. Hypatia, 20, 3: 50-75.

Erikson, Erik H. (1959). The problem of Ego Identity. In Erikson, Identity and the Life Cycle (pp. 108-175), New York: W. W. Norton & Company Inc.

Evans, R. G. (2003). Patient Centred Medicine－Reason, Emotion, and Human Spirit?

Some Philosophical Reflections on Being with Patients. *Journal of Medical Ethics,* 29, 1: 8-15.

Fardella, Joseph A. (2008). The Recovery Model—Discourse Ethics and the Retrieval of the Self. *Journal of Medicine Humanities,* 29: 111-126.

Finch, Linda P. (2004). Understanding patients' lived experiences—the interrealation-ship of rhetoric and hermeneutics. *Nursing Philosophy,* 5：251-257.

Fitzpartick, F. J. (2002). Ways of Approaching Nursing Ethics: Some Comparisons and Contrasts. *Ethics & Medicine* 18, 3: 171-187.

Fowler, James W. (1981). *Stages of Faith—The Psychology of Human Development and The Quest for Meaning.* New York: Haper Collins Publishers.

Freud, Sigmund (1900). Die Traumdeutung. In Ders., Gesammelte Werke (Bd.II/III, S.1-642), Frankfurt am Main: Fischer Taschenbuch Verlag.

Freud, Sigmund (1915). Neue Folge der Vorlessungen zur Einführung in die Psy-choanalyse. In Ders., Gesammelte Werke (Bd.XV), Frankfurt am Main: Fischer Taschenbuch Verlag.

Fry, Sara T. (1989). The Role of Caring in a Theory of Nursing Ethics. *Hypatia,* 14, 2: 88-103.

Gastmans, Chris (1997). Interpersonal relations in nursing—a philosophical-ethical analysis of the work of Hildegard E. Peplau. *Journal of Advanced Nursing,* 28, 6: 1312-1319.

Gardiner, P. (2003). A Virtue Ethics Approach to Moral Dilemmas in Medicine. *Journal of Medical Ethics,* 29, 5: 297-302.

Gilligan, Carol (1993). *In A Different Voice—Psychological Theory and Women's De-velopment.* Cambridge, MA: Harvard University Press.

Groenhout, Ruth (1998). Care Theory and the Ideal of Neutrality in Public Moral Dis-course. *Journal of Medicine and Philosophy,* 23, 2: 170-189.

Gronke, Horst (1994). Epochè der Utopia—Verteidigung des Prinzips Verantwortung gegen seine liberalen Kritiker, seine konservativen Bewunderer und Hans Jonas selbst. In Dietrich Böhler (Hg.), *Ethik für die Zukunf — Im Diskurs mit Hans Jonas* (S.407-427). München: Verlag C. H. Beck.

Grünbaum, Adolf (1984). *The Foundations of Psychoanalysis — A philosophical Critique*. California: University of California Press.

Habermas, Jürgen (1968). *Erkenntnis und Interesse*. Frankfurt am Main: Suhrkamp Verlag.

Habermas, Jürgen (1981). *Theorie des kommunikativen Handelns*. Frankfurt am Main: Suhrkamp Verlag.

Habermas, Jürgen (1983). Diskursethik - Notizen zu einem Begründungs- programm. In Ders., *Moralbewußtsein und kommunikatives Handeln* (S.52-126). Frankfurt am Main: Suhrkamp Verlag.

Habermas, Jürgen (1984a). Was heißt Universalpragmatik? In Ders., *Vorstudien und Ergänzungen zur Theorie des kommunikativen Handelns* (S.353-440). Frankfurt am Main: Suhrkamp Verlag.

Habermas, Jürgen (1984b). Moralentwicklung und Ich-Identität. In Ders., *Zur Rekonstruktion des Historischen Materialismus* (S.63-91). Frankfurt am Main: Suhrkamp Verlag.

Habermas, Jürgen (1988). Der Universalitätsanspruch der Hermeneutik. In Ders., *Nachmetaphysisches Denken* (S. 331-366). Frankfurt am Main: Suhrkamp Verlag.

Habermas, Jürgen (2001). *Die Zukunft der menschlichen Natur — Auf dem Weg zu einer liberalen Eugenik?* Frankfurt am Main: Suhrkamp Verlag.

Halwani, Raja (2003). Care Ethics and virtue Ethics. *Hypatia,* 18, 3: 161-192.

Heidegger, Martin (1976). *Brief über den Humanismus*. In Friedrich Wilhelm von Herrmann (Hg.), *Wegmarken/ Martin Heidegger Gesamtausgabe* (Bd. 9, S. 145-194). Frankfurt am Main: Vittorio Klostermann.

Hoerster, Norbert (2002). *Ethik des Embryonenschutzes*. Stuttgart: Reclam.

Höffe, Otfried (2001). Wessen Menschenwürde? Die Zeit, Nr. 06.

Hoffman, Bjørn (2002). On the Triad Disease, Illness and Sickness. *Journal of Medicine and Philsophy,* 27, 6: 651-673.

Jackson, Lorraine D. & Duffy, Bernard K. (1998). The Role of Communication in Medical Ethics. In Lorraine D. Jackson & Bernard K. Duffy (eds), *Health Communication Research—A Guide to Developments and Directions.* Westpoint, Connecticut: Greenwood Press.

Jecker, Nancy S. & Self, Donnie J. (1991). Separating Care and Cure—An Analysis of Historical and Contemporary Images of Nursing and Medicine. *The Journal of Medicine and Philosophy,* 16: 285-306.

Jonas, Hans (1966). *The Phenomenon of Life—Toward a Philosophical Biology.* New York: Harper & Row.

Jonas, Hans (1979a). *Das Prinzip Verantwortung.* Frankfurt am Main: Suhrkamp Verlag.

Jonas, Hans (1979b). Warum die moderne Technik ein Gegenstand für die Philosophie ist. In Ders., *Technik, Medizin und Ethik* (S.15-41). Frankfurt am Main: Suhrkamp Verlag.

Jonas, Hans (1981). *Macht oder Ohnmacht der Subjektivität.* Frankfurt am Main: Suhrkamp Verlag.

Jonas, Hans (1985a). *Technik, Medizin und Ethik.* Frankfurt am Main: Suhrkamp Verlag.

Jonas, Hans (1985b). Zur ontologischen Grundlegung einer Zukunftsethik. In Ders., Philosophische Untersuchungen und metaphysische Vermutungen (S.128-146). Frankfurt am Main: Suhrkamp Verlag.

Jonas, Hans (1985c). *Laßt uns einen Menschen Klonieren—Von der Eugenik zur Gentechnologie.* In *Technik, Medizin und Ethik* (S.162-203). Frankfurt am Main: Suhrkamp Verlag.

Jonas, Hans (1992). *Philosophische Untersuchungen und metaphysische Vermutungen.* Frankfurt am Main: Suhrkamp Verlag.

Jonsen, Albert R. (1996). Casuistry as Methodology in clinical Ethics. In Robert Silcock Downie (ed), *Medical Ethics* (57-69). Aldershot, England: Dartmouth.

Jonsen, Albert R. & Toulmin, Stephen (1998). *The Abuse of Casuistry—A History of Moral Reasoning.* Berkeley: University of California Press.

Joudrey, Ron & Gough Jim (1999). Caring and curing revisited—student nurses' perceptions of nurses' and physicans' ethical stances. *Journal of Advanced Nursing,* 29, 5: 1154-1162.

Kant, Immanuel (1968a). Kritik der reinen Vernunft. In Kants Werke – Akademie Textausgabe Bd.3. Berlin: Walter de Gruyter.

Kant, Immanuel (1968b). Die Metaphysik der Sitten. Zweiter Teil: Metaphysische Anfangsgründe der Tugendlehre. In Kants Werke – Akademie Textausgabe (Bd.6, S.3-443). Berlin: Walter de Gruyter.

Keen, T. M. (2003). Post-psychiatry：paradigm shift or wishful thinking? A speculative review of future possibles for psychiatry. *Journal of Psychiatric and Mental Health Nursing,* 10：29–37.

Kohlberg, Lawrence (1981). The Philosophy of moral development : moral stages and the idea of justice. San Francisco: Harper & Row.

Kohlberg, Lawrence (1984). *The psychology of moral development.* New York: Harper & Row.

Kottow, Michael H. (2001). Between caring and curing. *Nursing Philosophy,* 2: 53-61.

Kuhse, H. & Singer P. (1998 eds.). *A Companion to Bioethics.* Malden, MA: Blackwell Publischers Ltd.

Lagana, Kathleen (2000). The 'Right' to a Caring Relationship—The Law and Ethic of Care. *Journal of Perinatal & Neonatal Nursing,* 14, 2: 12-24.

Lorenzer, Alfred (1973). Über den Gegenstand der psychoanalyse oder: Sprache und Interaktion. Frankfurt am Main: Suhrkamp Verlag.

Manning, Rita C. (1998). A Care Approach. In Helga Kuhse & Peter Singer (Eds.), *A Companion To Bioethics* (pp.98-105), Malden, MA: Blackwell Publishing.

May, Carl (1990). Research on nurse-patient relationships—problems of theory, problems of practice. *Journal of Advanced Nursing,* 15: 307-315.

McCarthy, Thomas (1978). *The Critical Theory of Jürgen Habermas.* MA: MIT press.

McQueen, Anne (2000). Nurse-patient relationships and partnership in hospital care. *Journal of Clinical Nursing,* 9: 723-731.

Melia, Kath M. (1994). The Task of Nursing Ethics. *Journal of Medical Ethics,* 20, 1: 7-11.

Meininger, Herman P. (2001). Autonomy and professional responsibility in care for persons with intellectual disabilities. *Nursing Philosophy,* 2: 240–250.

Meininger, Herman P. (2005). Narrative ethics in nursing for persons with intellectual disabilities. *Nursing Philosophy,* 6: 106–118.

Metz, Thaddeus (2001). The Concept of A Meaningful Life. *American Philosophical Quarterly,* 38, 2: 137-153.

Metz, Thaddeus (2002). Recent Work on the Meaning of Life. *Ethics,* 112: 781-814.

Mitscherlich, Alexander (1969). Krankheit als Konflikt—Studien zur psychosomatisch-en Medizin I. Frankfurt am Main: Suhrkamp Verlag.

Morse, Janice M. (1991). Negotiating commitment and involvement in the nurse-patient relationship. *Journal of Advanced Nursing,* 16: 455-468.

Moyle, Wendy (2003). Nurse-patient relationship—A dichotomy of expectations. *International Journal of Mental Health Nursing,* 12: 103-109.

Myser, Catherine (1998). How bioethics is being taught: a critical review. In, H. Kuhse & P. Singer (eds.), *A Companion to Bioethics* (pp.485-500), Malden, MA: Blackwell Publischers Ltd.

Nichols, Christopher (1974). Wissenschaft oder Reflexion—Habermas über Freud. In Winfried Dallmayr (Hg.), *Materialien zu Habermas' „Erkenntnis und Interesse"* (S.401-417). Frankfurt am Main: Suhrkamp Verlag.

Nietzsche, Friedrich (1980). *Also sprach Zarathustra.* In G. Colli u. M. Montinari (H.), Friedrich Nietzsche Sämtliche Werke—Kritische Studienausgabe. Bd. 4. München: Deutscher Taschenbuch Verlag.

Noddings, Nel (2003). *Caring—A Feminine Approach to Ethics and Moral Education.*

California: University of California Press.

Nozick, Robert (1981). *Philosophical Explanations*. Cambridge, Massachusetts: Harvard University Press.

Olsen, Douglas P. (1997). When the patient causes the problem－the effect of patient responsibility on the nurse-patient relationships. *Journal of Advanced Nursing*, 26: 515-522.

Owen, Ian R. (2004). A hermeneutic and Meta-Representational Perspective－On Existential Psychotherapy. *Existential Analysis*, 15, 2: 333-354.

Peplau, Hildegard E. (1999). Psychotherapeutic Strategies. *Perspectives in Psychiatric Care*, 35, 3: 14-19.

Pohlen, Manfred & Bautz-Holzherr, Margarethe (1991). *Eine andere Aufklärung－Das Freudsche Subjekt in der Analyse*. Frankfurt am Main: Suhrkamp Verlag.

Quante, Michael (2002). *Personales Leben und menschlicher Tod － Personale Identität als Prinzip der biomedizinischen Ethik*. Frankfurt am Main: Suhrkamp Verlag.

Raeve, Louise de. (2002). Trust and trustworthiness in nurse-patient relationships. *Nursing Philosophy*, 3: 152-162.

Ramos, Mary Carol (1992). The nurse-patient relationship－theme and variations. *Journal of Advanced Nursing*, 17: 496-506.

Reich, Warren Thomas & Jecker, Nancy S. (1995). Care. In W. T. Reich (ed.), Encyclopedia of Bioethics (Vol. 1, pp. 319-344). New York: Simon & Schuster Macmillan.

Roberts, M. (2004). Psychiatric ethics－a critical introduction for mental health nurses. *Journal of Psychiatric and Mental Health Nursing*, 11: 583–588.

Robertson, Michael & Walter, Garry (2007). Overview of psychiatric ethics VI: newer approaches to the field. *Australasian Psychiatry*, 15, 5: 411-416.

Scannell, E., Allen, F. C. L. & Burton J. (2002). Meaning in Life and Positive and Negative Well-being. *North American Journal of Psychology*, 4, 1: 93-112.

Schülein, Johann August (2000). Von der Kritik am „szientistischen Selbstmissverständnis " Zum Verständnis psychoanalytischer Theorieproblem. In Stefan Müller-

Doohm (Hg.), *Das Interesse der Vernunft: Rückblicke auf das Werke von Jürgen Habermas seit „Erkenntnis und Interesse"* (S. 376-407). Frankfurt am Main: Suhrkamp Verlag.

Schuller, Alexander (1999). Sloterdijk, der Aufklärer. *Die Welt.*

Scott, P. Anne (2000). Emotion, moral perception, and nursing practice. *Nursing Philosophy,* 1: 123-133.

Shattell, Mona (2004). Nurse-patient interaction－a review of the literature. *Journal of Clinical Nursing,* 13: 714-722.

Siep, Ludwig (1998). Bioethik. In A. Pieper & U. Thurnherr (Hg.), Angewandte Ethik－Eine Einführung (S. 16-36). München: Verlag C. H. Beck.

Singer, Peter (1979). Practical Ethiics. Cambridge: Cambridge University Press.

Skirbekk, Gunnar (1995). Ethischer Gradualismus－jenseits von Anthropozentrismus und Biozentrismus? *Deutsche Zeitschrift für Philosophie,* 43, 3: 419-434.

Sloterdijk, Peter (1999). *Regeln für den Menschenpark－Ein Antworts- chreiben zu Heideggers Brief über den Humanismus.* Frankfurt am Main: Suhrkamp Verlag.

Sloterdijk, Peter (1999). Die Kritische Theorie ist Tot. *Die Zeit,* Nr.37.

Solomon, W. David (1995). Ethics: Normative Ethical Theories. In Warren T. Reich (ed.), *Encyclopedia of Bioethics* (Vol.2, pp. 736-748). New York: Macmillan.

Szasz, Thomas (1961). The Myth of Mental Illness – Fundations of a theory of personal conduct. New York: Harper & Row.

Szasz, Thomas (2005). Should Psychologists Be Coercive Agents of the State? *Current Psychology,* 24, 2: 77-79.

Thomasma, David C. (1983). Beyond Medical Paternalism and Patient Autonomy－A Model of Physican Conscience for the Physician-Patient Relationship. *Annals of internal Medicine* 98, 2: 243-248.

Thomasma, David C. (1994). Clinical Ethics as Medical Hermeneutics. *Theoretical Medicine* 15: 93-111.

Tong, Rosemarie (1998). The Ethics of Care－A Feminist Virtue Ethics of Care for

Healthcare Practitioners. *Journal of Medicine and Philsophy* 23, 2: 131-152.

Trnobranski, Philippa H. (1994). Nurse-patient negotiation—assumption or reality. *Journal of Advanced Nursing*, 19: 733-737.

Tugendhat, Ernst (1999). *Es gibt Keine Gene für die Moral. Die Zeit*, Nr. 39.

Veatch, Robert M. (1998). The Place of Care in Ethical Theory. *Journal of Medicine and Philsophy,* 23, 2: 210-224.

Verkerk, Martian A. (2001). The Care Perspective and Autonomy. *Medicine, Health Care, and Philosophy,* 4, 3: 289-294.

Woolfolk, Robert L. & Doris, John M. (2002). Rationing mental health care—parity, disparity, and justice. *Bioethics,* 16, 5: 469-485.

Wallwork, Ernest (1991). Psychoanalysis and Ethics. New Haven: Yale University Press.

Werner, Micha H. (2001). Who Counts? Argumente zur Beantwortung der Inklusions-frage im Rahmen der Transzendentalpragmatischen Diskursethik. In M. Niquet, F. J. Herrero & M. Hanke (Hg.), *Diskursethik – Grundlegungen und Anwendungen* (S.265-292). Würzburg: Verlag Königshausen & Neumann, S.265-292.

Zimmerli, Walther Ch. (1999). Die Evolution in eigener Regie. *Die Zeit,* Nr. 40.

本書論文出處說明

一、林遠澤，2005年8月。〈決疑論與實踐討論：以對話倫理學做為醫學倫理教學之基礎的試探〉，《哲學與文化》，第32卷第8期，頁51-69。

二、林遠澤，2007年9月。〈從醫學技術主義回歸人道關懷如何可能？試論醫護人文教育的關懷倫理學基礎〉，《哲學與文化》，第34卷第9期，頁61-86。

三、林遠澤，2008年2月。〈療癒性的交談——論交互主體性的護病互動關係〉，《護理雜誌》，第55卷第1期，頁14-19。

四、林遠澤，2013年5月。〈回復自我的共同關懷——論精神衛生護理的對話理論基礎〉，《源遠護理》，第7卷第1期，頁5-10。

五、林遠澤，2008年12月。〈心理治療的詮釋學轉向與生活世界的溝通合理化要求——論哈伯瑪斯對於佛洛依德精神分析的方法論反思〉，余安邦（主編），《本土心理與文化療癒——倫理化的可能探問》，台北：中央研究院民族學研究所，頁109-145。

六、林遠澤，2000年7月。〈人類花園的規則或查拉圖斯特拉的計劃——回顧一場世紀末的人文主義爭論〉，《當代》，第155期，頁4-10。

七、林遠澤，2004年4月。〈復原與可同意性——哈伯瑪斯論優生學政策自由化的道德界限〉，《揭諦學刊》，第6期，頁67-101。

八、林遠澤，2006年5月。〈儒家的實踐擴充論與生命倫理學的包含問題〉，《應用倫理研究通訊》，第38期，頁22-31。

九、林遠澤，2005年12月。〈生命的終極關懷能否超越正義的觀點？試論宗教與形上學思考在生命倫理學爭議中的實踐意義〉，《政治與社會哲學評論》，第15期，頁131-174。

國家圖書館出版品預行編目資料

關懷倫理與對話療癒：醫護人文學的哲學探究
／林遠澤著. －－初版. －－臺北市：五南，
2015.02
　面； 公分
ISBN 978-957-11-8035-9（平裝）
1.醫學倫理　2.人文素養　3.文集
410.1619　　　　　　　　104002098

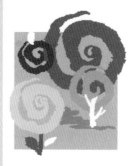

4B11

關懷倫理與對話療癒：
醫護人文學的哲學探究

作　　者 — 林遠澤

發 行 人 — 楊榮川

總 編 輯 — 王翠華

主　　編 — 陳姿穎

責任編輯 — 邱紫綾

封面設計 — 談明軒

出 版 者 — 五南圖書出版股份有限公司

地　　址：106台北市大安區和平東路二段339號4樓

電　　話：(02)2705-5066　　傳　　真：(02)2706-6100

網　　址：http://www.wunan.com.tw

電子郵件：wunan@wunan.com.tw

劃撥帳號：01068953

戶　　名：五南圖書出版股份有限公司

台中市駐區辦公室/台中市中區中山路6號

電　　話：(04)2223-0891　　傳　　真：(04)2223-3549

高雄市駐區辦公室/高雄市新興區中山一路290號

電　　話：(07)2358-702　　傳　　真：(07)2350-236

法律顧問　林勝安律師事務所　林勝安律師

出版日期　2015年2月初版一刷

定　　價　新臺幣320元